無限進化
究極の波動器

――気・色彩・周波数が織り成す波動の世界――

西海 惇

〔バイタルウェーブ・マルチリンク　システム〕

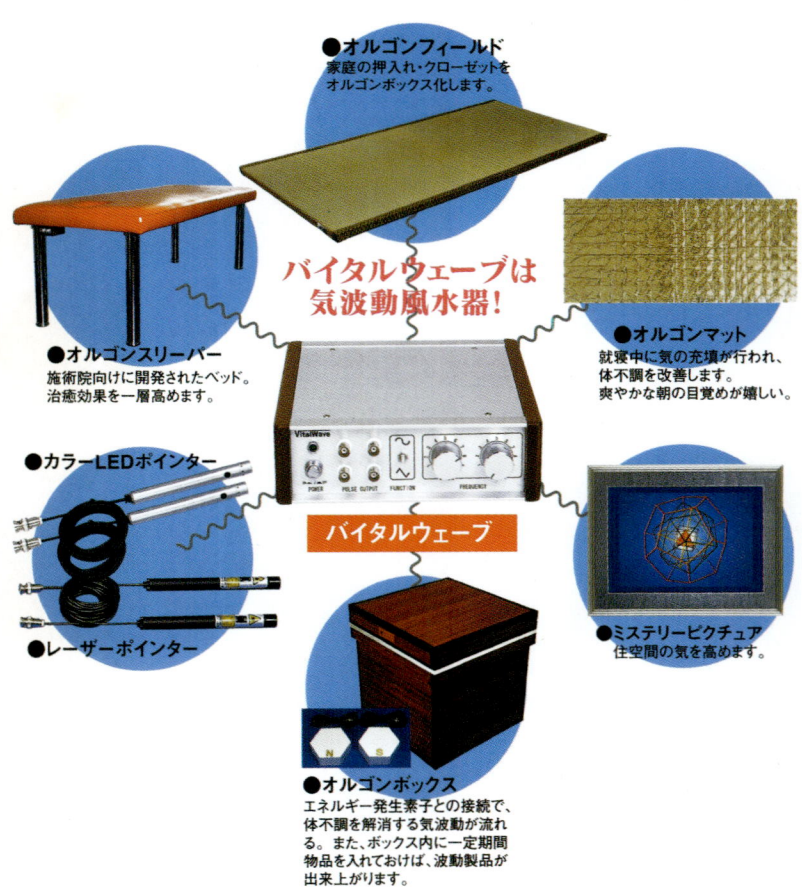

〔バイタルサインによる「キルリアン写真」の変化〕

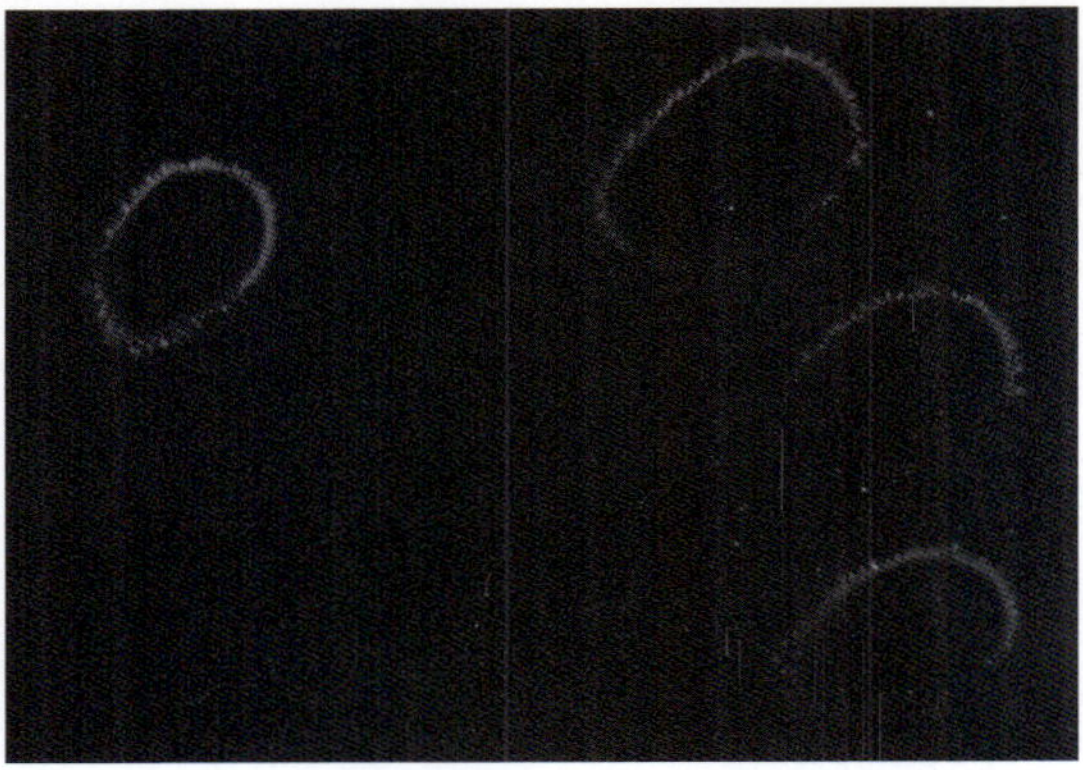

ヒーリング前

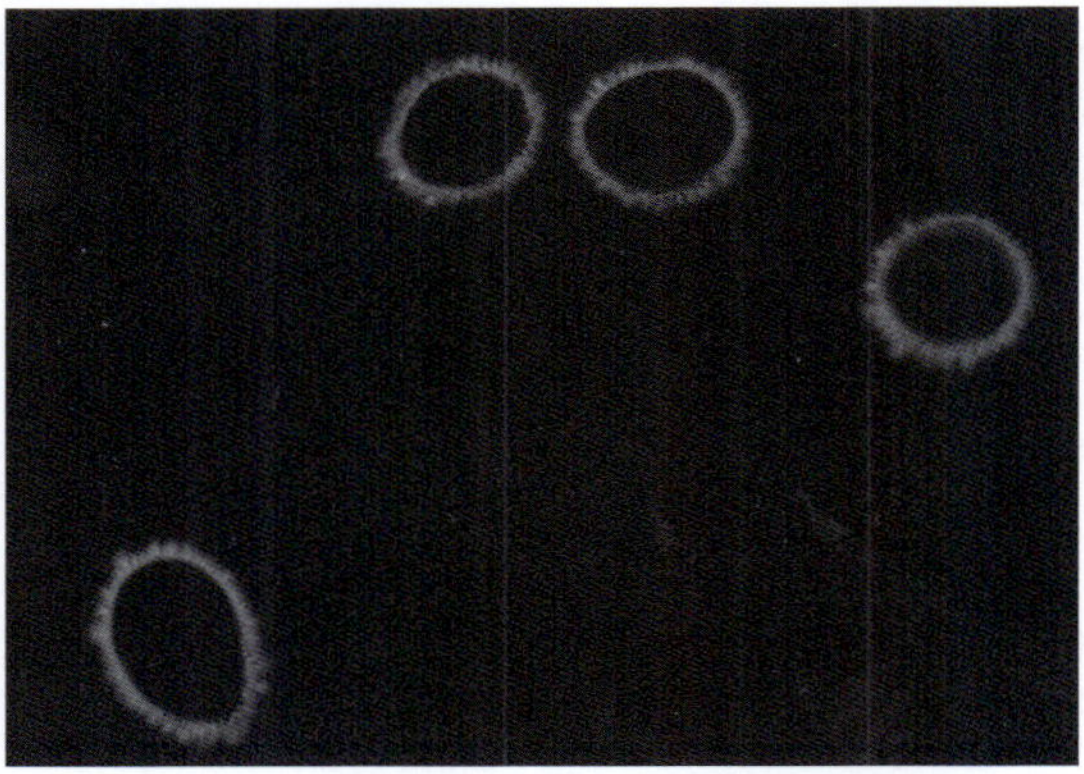

バイタルウェーブによる
レーザー照射５分後

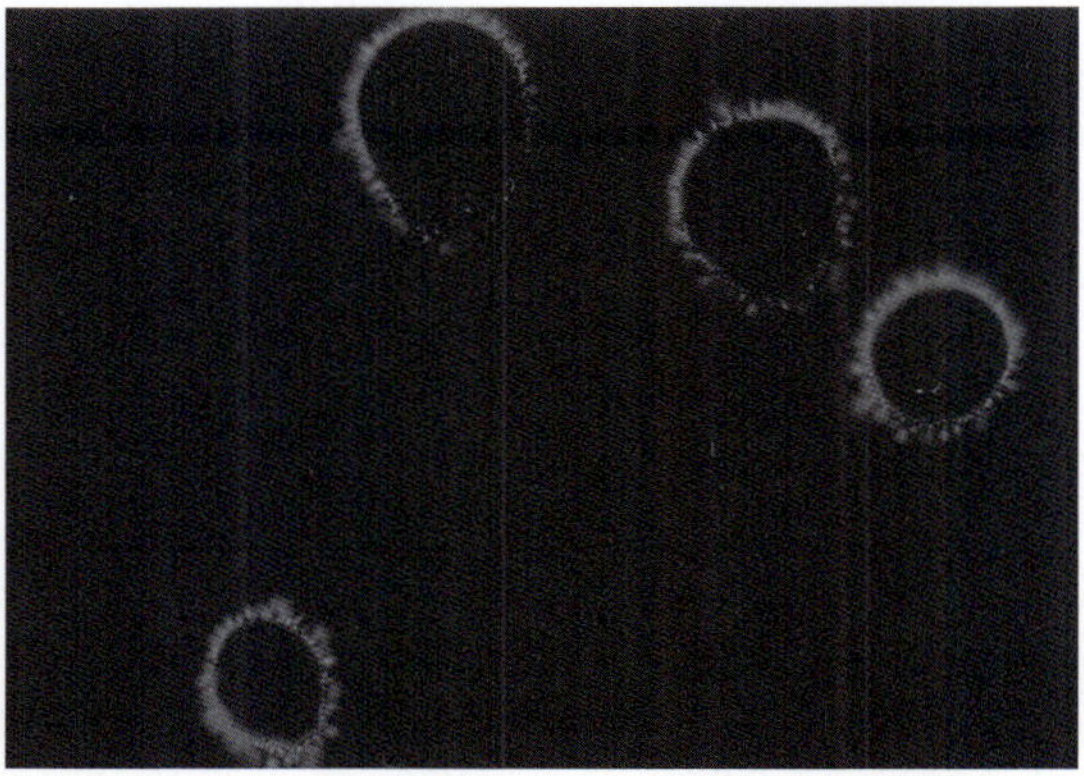

バイタルウェーブによる
レーザー照射10分後

写真提供：
ボーテクリニック長崎

無限進化∞究極の波動器

目次

はじめに —— 4

プロローグ　色彩波動——驚異のエネルギー —— 9

第一章　色彩のすばらしいエネルギー —— 17

第二章　究極の波動器「バイタルウェーブ」 —— 49

はじめに

人間は何のために生きているのでしょう。

もしも、その答えが見つけられたら、どんなにすばらしいことでしょう。

悪事を働いた人間が裁かれず、真面目に生きていても災難に遭ったり、世の中は不平等に満ちているかのように思える時もあります。

成長してゆく子供の目に映るものは、理不尽に思えるものばかりでしょう。

そして生きることに、恐れを抱いてしまう人もいるのではないでしょうか。

しかし、こんな言葉を聞いたことがあります。人間が恐怖や絶望におちいってしまうのは、無知や無理解のなせる業だと。

宮沢賢治は「人間は何のために生きているのか？　それを見つけるために生きているのです」と書いていました。

新聞などのメディアで悲惨な報道の影に、温かい出来事や勇気のある行動もひっそりと載っています。また、新しい出来事や、興味のある人に出会えた時、人は幸福を感じることがあります。

絶望の淵にいる人が、ある〝きっかけ〟で、すべてが解消する時もあります。それは手に取った一冊の本かもしれません。

〝気〟や〝波動〟といった精神世界の言葉をあまり良く知らない方も、この本を読んで意外と身近に、そして実は、常にあなたの隣に存在していたことに気づかれるでしょう。

激動の世の中で、企業の倒産や、リストラにあった方、年端も行かず戦争を体験してしまった子供たち。

幸福は水の流れのように留まることがないように思えます。

しかし、水はいつしか海に流れ着き、再び大気に同化するという変化がありま す。

今、つらく悲しい思いをしている人も、必ず変化が訪れます。幸せもまた、違う形で表れてきます。

昔読んだロシアの文豪トルストイの名作『アンナ・カレーニナ』の冒頭に「幸

せな家庭は一様だが、不幸な家庭はそれぞれに不幸である」という有名な言葉がありますと。不幸の形は千差万別ですが、幸せにはある種共通のものがあります。

それは、健康でしょうか。

それとも、家族でしょうか。

人それぞれにいろいろ挙げることでしょう。健康、友人、仕事、愛情、信仰、祖国……。

どれも必要なものだと思います。

では、この必要なものの中で、すべての土台になるのはどれでしょうか?

私の考えでは、健康ではないかと思います。

どれだけお金があっても、愛する家族や友人がいても、生きがいとしている仕事があっても、健康でなければ、その大切なものをどうすることもできなくなってしまうのです。

健康について気にしていない人はいません。

巷《ちまた》では、テレビ、新聞、雑誌、インターネットなどなど、健康情報は溢れかえっています。しかし、病気に苦しむ人は減るどころか増える一方です。何かおかしいと思うのは私だけではないはずです。

私は、健康には人一倍気をつけています。

それというのも、私は一度生死の境をさまよった男なのです。詳しくは本の中に書いてありますが、死んでもおかしくない事故に遭いながら、神様なのか宇宙なのか、大いなるものに生かされている気がします。おそらく「お前にあげた命を使って、世のため人のために役立ちなさい」と言われているのだと思っています。

生かされた命は粗末にできません。その事故にあって九死に一生を得る体験をするまでは、八方破れの生き方をしていました。健康など考えたことはありませんでした。

そんな私が、今、多くの人に幸せになって欲しいと、新しいヒーリングの提案をしたいと思います。

それは、気と色と周波数を使ったものです。もっとわかりやすく言えば、色の力と波動のエネルギーを用いて、誰にでも活用できる方法を開発したのです。もちろん、私一人の力でなしえたことではありません。偉大な数多くの先駆者の研究と実験、そして理論化があればこそです。

また、私に力を貸してくれた会社のスタッフや提携先のみなさん、そして私の家族、それらがなければ実現は不可能だったと思います。

それよりも、人が幸せになるためのベースである健康づくりの一環を広く伝えたいとの思いで開発した『バイタルウェーブ』。

今までの私のヒーリングの集大成が、この『バイタルウェーブ』という小さなマシーンであると確信しています。

また、このマシーンで、健康の礎《いしずえ》を築かれた皆さんには、「空間環境浄化師」という、未来志向の新しい仕事を提案させていただいています。

「気の波動」と「色」の持つエネルギーは、皆様の生活により身近になっていくことでしょう。

西海　惇

プロローグ
色彩波動――驚異のエネルギー

私たちは普通、色というものは、視覚によって認識すると考えています。ところが、実際は、目だけでなく他の感覚でも捉えることができます。ただ、そのことを認識していないだけなのです。

有名なヘレン・ケラーの自伝を読むと、彼女は色を認識することができたようです。目も見えず、耳も聞こえず、言葉も話すことができなかった三重苦の彼女が、どうして色を認識できたのでしょう？　もしも、色は目で見る以外の認識方法がないとしたら、ヘレン・ケラーは永遠に色というものを認識できなかったはずです。

ここで、一つの興味深い実験の報告を紹介してみましょう。

五感に全く問題のない成人に協力をお願いしました。

まず、彼に目隠しをしてもらいます。あらかじめ生理的反応を正確に計測するために、脳波計、筋電計、血圧計を装着してもらいました。彼には用意した二つの部屋に、入ってもらいます。一つは、部屋の壁全体を赤く塗った「赤い部屋」。もう一つは、部屋の壁全体を青く塗った「青い部屋」です。

被験者は、この部屋のことは全く知りません。その上で、それぞれの部屋に入り、しばらく部屋の中にとどまってもらうという、それだけの実験でした。

ところが、結果は大変興味深いものでした。

結果を申し上げる前に、読者の皆さんにちょっと考えていただきましょう。

もしも、色というものを視覚でしか認識できなければ、どちらの部屋に入っても全く違いはないはずです。

いかがですか。違いはあったと思いますか？　それとも何の違いもなかったと思いますか？

〝大きな違いがあった〟というのが正解です。

赤い部屋に入った彼は、筋肉が緊張し、体表温度が上がってきて発汗し始めました。

室温が、暑くも寒くもない適温に設定されているにもかかわらず、このような身体的変化を起こしました。

一方、青い部屋に入った彼は別の反応を示しました。筋肉は逆に弛緩し始めました。体表温度も発汗も、入室前と特に変化は見られません。落ち着いた状態を保っています。

この実験からわかることは、人間は色を視覚以外でも感じて、生理的変化を示すということです。

ロンドンのある工場では、生産性が上がらずに大変困っていました。女性労働者の欠勤がとても多いのです。調査を依頼したところ、原因は、工場のなかで使っている青い照明が原因と判明しました。青い照明が、みんなの顔を病的に青白く見せていて、そのため本当に体の具合が悪くなって、欠勤する人が続出したのです。

そこで、工場の壁を灰色から明るいベージュ色に塗り変えました。すると、青い照明は中和されて、みんなの顔色が病的には見えなくなりました。その結果、欠勤は大幅に少なくなり、ビックリするほど、生産性が上がったということです。

ある喫茶店では、壁が青い色に塗られていました。室温が二十二度に保たれていたにもかかわらず、客や従業員が寒気を訴えました。そこでマスターは、室温を二十五度に上げました。ところが、まだみんな寒気を訴えるのです。

壁を明るいオレンジ色に塗り変えたところ、同じ二十五度なのに、一転して、みんなは暑いと訴えるのです。もとの二十二度に戻したところ、ちょうど良く快適になったということでした。

ある色彩療法を研究している学者は、色彩は単なる心理的効果ではないと、次のように言っています。

「色の効果は、ただ心理的なものばかりではない。色は発散するエネルギーの波長と捉える必要がある」

このような色のもつエネルギーを、ヒーリングのために用いたのが色彩療法です。色彩療法を、古くから人類は活用してきました。

たとえば、古代エジプト人は、紀元前十六世紀の頃のパピルスに、色彩療法を用いたと記録に残しています。また、約二千年前に書かれた中国最古の医学書『黄帝内経《こうていだいけい》』の中に、色を見て病気の診断をしていたことが記録されています。(注：パピルス＝パピルスという草の茎で作られた紙の一種。また、その紙に記された文書)

科学的に見れば「色」は、太陽の光から生じる電磁波が作り出すものです。近頃では、電磁波というと、家電やコンピュータなどから発し、有害であると言われています。しかし、すべての電磁波が有害なわけではなく、人体に有害な周波数の電磁波が、家電などから発せられるということです。太陽の光は、むしろ体にいい周波数を持っています。太陽の光を十分浴びていない植物は白く弱々しくなります。人間でも、部屋の中にこもって太陽の光を浴びないでいると、顔色は青白くなり、精神にまで変調をきたすということが、最近の若い人に多い〝引きこもり〟の例からも、よく理解できるところです。

エドワード・ポドロフスキーという医学博士は、太陽が地上のすべての本源であり、光と熱という、すべての生き物が必要とする二つの力の源であることを、次のように指摘しています。

プリズムを通して太陽光線を分析したニュートンは、光線が多くの色からなっていることに気がついた。……太陽光線は、可視と不可視の、あらゆるスペクトルの色が結合されたものである。

古来から、太陽は健康の源であることが知られていた。太陽崇拝が、原始宗教において広く行われていたのもそのためだろう。光浴は、はるか古代にさかのぼり、すべての生物が好む健康法である。

また、光と熱の健康効果について、医学博士のW・B・スノーは、「新陳代謝に作用する光と熱の効果は、細胞の働きを促進し、汗腺からの排出を高め、血流を良くし、……こうして末端の栄養と排泄機能を改めることにある。……このような効果は、自然の源（太陽）と人工的源（ランプ、フィルター）からくるヒーリング作用を物語る」と言っています。

このように、人類の生命の源とも言える太陽は、自然がもたらした最大の色彩療法のヒーラーとも言えるかも知れません。人間は、気がつかないうちに、太陽のカラーセラピーを受けていたのです。

体が健康であると、太陽光線の中から、今の体に必要な色を光の中から引き出すことができるが、健康状態が思わしくないと、それをうまく行うことができないと言われています。皮肉なことに、健康であれば太陽の恵みを十分に享受することができますが、本来、そうした自然の恵みが必要である不健康な人は、享受できないということなのです。

良い人はどんどん良くなるという恩恵を受け、悪い人はどんどん悪くなるという悪循環を繰り返す。自然というのは、かくも厳しい一面を持っています。

誰でも活用できる生命エネルギー

自然が厳しいというのは、ある面しかたのないものだと私は思います。しかし、それでは、弱い人、健康状態の良くない人にチャンスが巡ってこないことになります。

そこで、私の生命エネルギーを活用する技術と、長年研究を重ねてきた色彩療法を組み合わせ完成したのが、「西海式オルゴンエネルギー・ヒーリング」なのです。

そして、ヒーリングに最も大事なことは、ご自身あるいはご家族が患《わずら》っている病気を治したいと思う、祈りにも似た気持ちです。

私は人生の谷を何度も体験してきた人間です。それでも、こうして生きていられるのは、どんなに厳しい状況にあろうとも、望みを捨てなければ必ず活路は見出せることを体験してきたからなのです。

医者から「今の医療技術では、治る見込みはありません」と言われた人。いくらヒーリングを受けても少しも病状が良くならない、もうだめなんだろうか、と絶望している人。希望の火は消さないで下さい。

自分でなんとかしようと、立ち上がった人には、私の持っている知識も技術も人脈も提供いたしましょう。

「バイタルウェーブ」の気と色と周波数が織り成すヒーリング。この波動器の可能性は今始まったばかりなのです。

第一章
色彩のすばらしいエネルギー

近頃では、「気」や「波動」という言葉が、ずいぶんポピュラーになっています。日常会話の中に頻繁に使われているのを、よく耳にします。

それでは、そういう言葉を使っている人に、「気」や「波動」とは何ですかと質問すると、たいてい明快な言葉では返ってきません。これらの言葉は、十年も前であったら精神世界や代替医療、一部のマニアや特殊な専門の領域の概念だったのです。

「風水」という言葉も、テレビや雑誌で見るようになり、たくさんの本が出版され、お茶の間にも広まり、アニメの世界にさえ浸透してきました。中には、非常に核心をついたものもあり、驚かされることもあります。

私は、こうした状況について、『〝気〟驚異の進化』（たま出版刊）のなかで、「〝気〟は工業化の時代に入った」と書きました。これは、言い換えるなら、「気」、「波動」、「風水」というものが一般化して、誰でも活用できる時代に入ったということなのです。「波動」という言葉は本来は物理学の概念ですが、今一般に使われているのは、明らかにもっと広い意味に使われています。「気」「波動」「風水」は、見えない世界のエネルギーを表す概念です。

私がこの本で提案している新しいヒーリング方法（人によっては、そのヒーリングの結果を奇跡と表現されています）を説明するために、いくつか知っておいていただきたいことがあります。

人間はエネルギー体としての存在

わかりやすくするために、一つの質問をさせていただきます。

「一秒前に死んだ人と、その人が生きていた二秒前では何がちがうのでしょうか？」

物の本によると、死ぬと魂が抜けるとか、魂が抜けた分、体重が減るなどと言われています。思うに、魂が抜けるというのは、肉体から「気」のエネルギーが抜けた、ということなのではないでしょうか。

つまり、人間は、「肉体」プラス「気」のエネルギーの存在である、と言えます。このエネルギーを「生命エネルギー」と、ここでは言うようにしましょう。

この生命エネルギーには、古今東西いろいろな言い方がされてきました。日本では、古来より「生気」や「気」という言い方をしてきました。中国でも「気」という言い方をします。インドでは「プラーナ」、古代ギリシアでは「プネウマ」、古代エジプトでは「アンク」、その他ポリネシア地方では「マナ」、オーストラリアの原住民アボリジニは「アルンキルサー」などなど、各民族で、さまざまな名前で呼ばれています。

私が強い影響を受けたオーストリアの天才科学者ウィルヘルム・ライヒは「オルゴン・エネルギー」、またフランスのメスメルは「動物磁気」と、生命エネルギーに命名しています。

近頃では、一部の先端科学者は「サトル・エネルギー（微細なエネルギー）」という言い方をしています。アメリカのリチャード・パヴェックは「バイオフィールド」、つまり生命の場という意味で使っています。大ヒットしたアメリカのSF映画『スター・ウォーズ』のなかでは、「フォース」という言い方が使われていたのを覚えていらっしゃる方も多いと思います。

このように、人類は古くから、人間がエネルギー的存在であることを、十分に知っていたのです。これまで挙げた例からも良くわかると思います。

「サトル・エネルギー」という言い方をしているウィリアム・コリンジは、その著『見えない力　サトル・エネルギー』（太陽出版刊）の中で、次のように生命エネルギーの六つの原則を挙げています。参考までに挙げておきましょう。

(1) 私たちはエネルギーの存在である。

(2) 地球自体、私たちと似たエネルギー的構造を持ち、それが人間のエネルギー場に影響を与える。

(3) 他人との関係は、互いのエネルギーの相互作用により形作られている。

(4) 呼吸という単純な行為によって、私たちは常に物理的世界と霊的世界の境界を行き来している。

(5) 私たちは誰でも、自分の生命エネルギーを維持し発展させていく能力がある

(6) 瞑想、祈り、ヒーリングは、霊的次元とのコンタクトを表すサトル・エネル

ギー現象に満ちている。

六つの原則のうち、前半の三つと五番目が特に生命エネルギーというものの重要なポイントを抑えています。

人間はエネルギーの集合体である

私たち人間は、肉体とエネルギーの存在であることは前に述べました。人間は六十兆個の細胞一つ一つに固有のエネルギーを持っています。それらのエネルギーの集合化として、臓器や骨や筋肉や神経系や各臓器があります。人間はそのようなエネルギーの集合体です。むろん、人間以外の生物や植物、非生物や地球そのものも、エネルギーの集合体と考えていいと思います。そして、私たちは切り離された個体として存在しているわけではなく、周囲の環境と互いに影響を与え合いながら存在しています。

この点について、コリンジは、こう述べています。「私たちはエネルギー的な構造をも備えている。それは、私たちの肉体を取り巻き、体を貫き、機能をコントロールし、ひいては私たちの周囲まで延びてゆく、複数のエネルギー場が相互作用によってできたものである」

このように、肉体の内外で、互いに異なるエネルギーが影響を与え合いながら存在しているというのが、私たちの基本的な構造なのです。この関係をさらに拡大したものが、地球という生命体全体の構造です。

これは、肉体という物理的次元だけにとどまるものではありません。よくオーラといって、人間の肉体の周辺に、光の層が取り巻いている様子を撮った「オーラ写真」や、「キルリアン写真」という不思議な写真をご覧になった方もいると思います。これも、人間が持つエネルギーの一つなのです。霊という存在も、人間が持つ一つのエネルギー・ボディのことです。その集合したエネルギーにひずみが生じたとき、幽霊という形でこの三次元世界に、不自然な形で存在してしまうようになるのです。

エネルギーはさまざまに集合しながら、世界、宇宙というものを成り立たせているのです。

人間は七つの見えない体を持っている

人間はエネルギーの集合の仕方により、見える肉体から見えない肉体まで、「肉体プラス見えない肉体」を七つ持っていると言われています。肉体から外に向かって七つの層を形成しているのです。

一番目がエーテル体（生体層）。実際の肉体と全く同じ形をしている見えない体。肉体を作るときの型の役割を果たしていると言われています。赤外線カメラで捕らえることができます。

二番目はエモーショナル体。私たちを取り巻く感情や感覚の場と表現されます。

三番目はメンタル体。コーザル体とも言われます。思考や精神的プロセス、視覚的イメージなどが属しています。

四番目はアストラル体。心臓と直観に関係しています。

五番目はエーテル・テンプレート。エーテル体を完全な形にするための情報を含んでいると言われています。

六番目がセレスティアル体。七番目がエーテル体。

このように私たちの体は、肉体以外にこのような七つの体を持ち、物理的な肉体に影響を及ぼしている、ということが重要なので、憶えておいて下さい。目に見える肉体でも見えない肉体でも、エネルギーは絶えず働いています。このエネルギーの流れがスムーズにいかなくなると、その不調和な状態が肉体上に現れてきます。これを一般には、〝病気〟と言っているのです。

エネルギーセンターとしてのツボとチャクラ

生命エネルギーは体内を流れるとき、流れに沿って何百という小さなエネルギーの渦を作ります。これが、中国医学で言うところの経絡《けいらく》であり、経穴《けいけつ》（ツボ）のことです。経穴はエネルギーの流れを調整する弁のような役割を果たします。ですから、ここに鍼《はり》や灸、あるいは手技を施すことによって、体内の生命エネルギーの循環に目覚しい効果をもたらすのです。

体の表面には、このように何百という数のエネルギーポイント（ツボ）が存在します。ここは、体表の他の場所よりは導電性が高く、電流の振幅が大きいことがわかっています。

経穴、経絡図

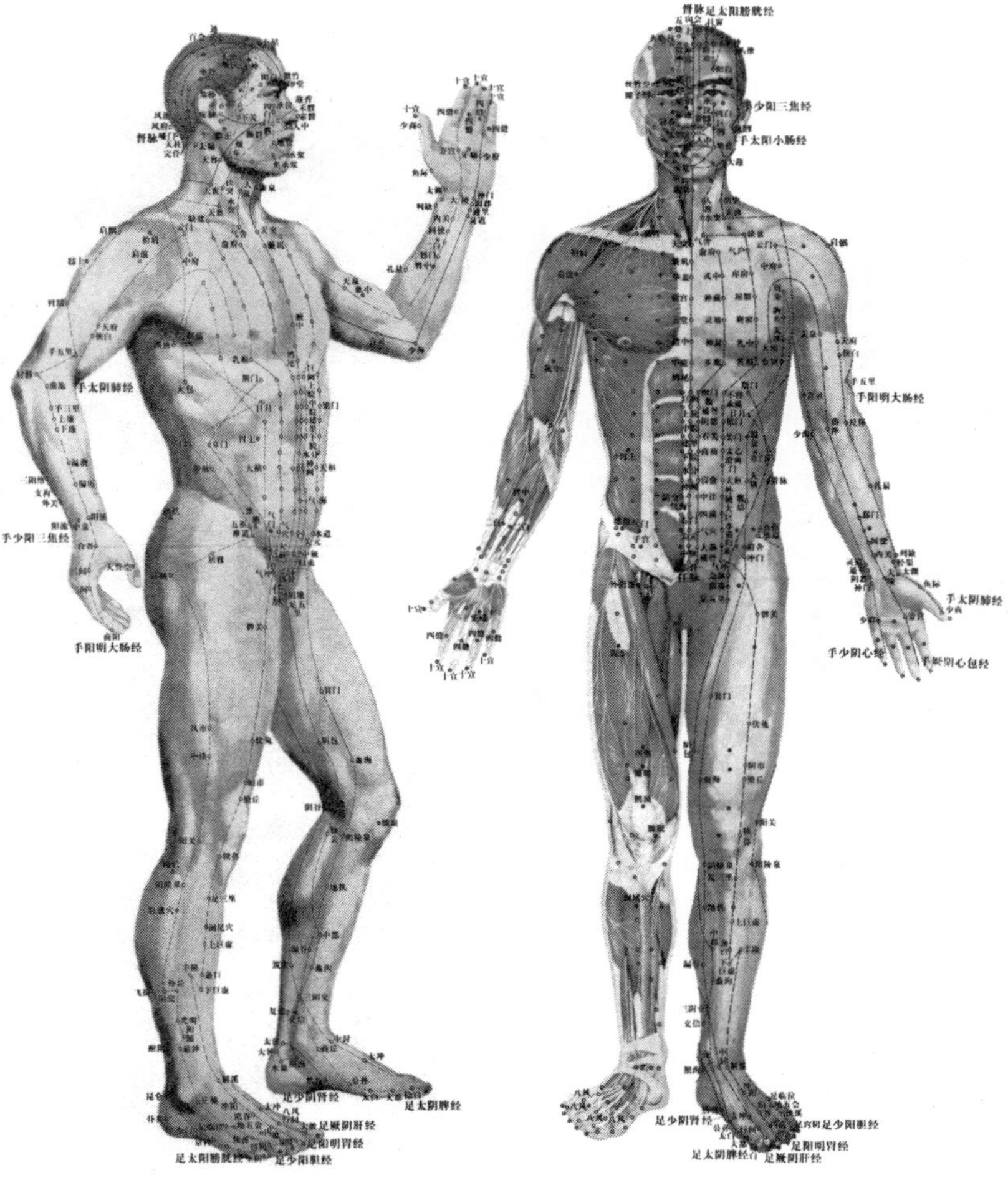
督脉
手太阴肺经
手少阳三焦经
手阳明大肠经
足少阴肾经
足太阴脾经
足厥阴肝经
足阳明胃经
足太阳膀胱经
足少阳胆经
督脉
足太阳膀胱经
手少阳三焦经
手太阳小肠经
手阳明大肠经
手太阴肺经
手少阴心经
手厥阴心包经
足少阴肾经
足少阳胆经
足阳明胃经
足太阴脾经
足厥阴肝经

ツボは、いわば体の中の小さなエネルギーセンターと見なすことができます。

人体には、もっと大きなエネルギーセンターが存在します。その大きなエネルギーセンターは、電磁的活動の中心であり、生命エネルギーを蓄積し、循環させる役割を果たしています。このエネルギーセンターのことを中国の道教では「丹田《たんでん》」、ヨーガでは「チャクラ」と言います。カバラでは「生命の樹」の中心と言われています。

チャクラは、体の中心を通る正中線のうえに存在し、骨盤底部から頭頂部に至る七つの主要なセンターです。心臓はその真ん中にあります。人間にとって、心臓は脳よりも重要であり、存在の中心に位置しています。

二十世紀の有名な神秘家アリス・ベイリーは、「心臓に存在する魂は、ポジティブなエネルギーの中核であり、これにより、体のすべての原子が正しい場所に保たれているのです」と言っています。

チャクラは、エネルギーの球のようなもので、エネルギーが体から出入りするための入り口、あるいは通り道の機能を果たしています。そして、各チャクラは、人間の生理の特定の部分を司り、エネルギーをもたらす働きをしています。

チャクラと影響下にある部位について、次に示しておきます。

チャクラ	チャクラの位置	影響する体の器官
第一チャクラ	会陰部	泌尿生殖器系
第二チャクラ	へそのすぐ下	泌尿生殖器系
第三チャクラ	みぞおち	消化器系
第四チャクラ	心臓	循環器系
第五チャクラ	のど	呼吸器系
第六チャクラ	額	中枢神経系
第七チャクラ	頭骨頂部	中枢神経系

チャクラと色

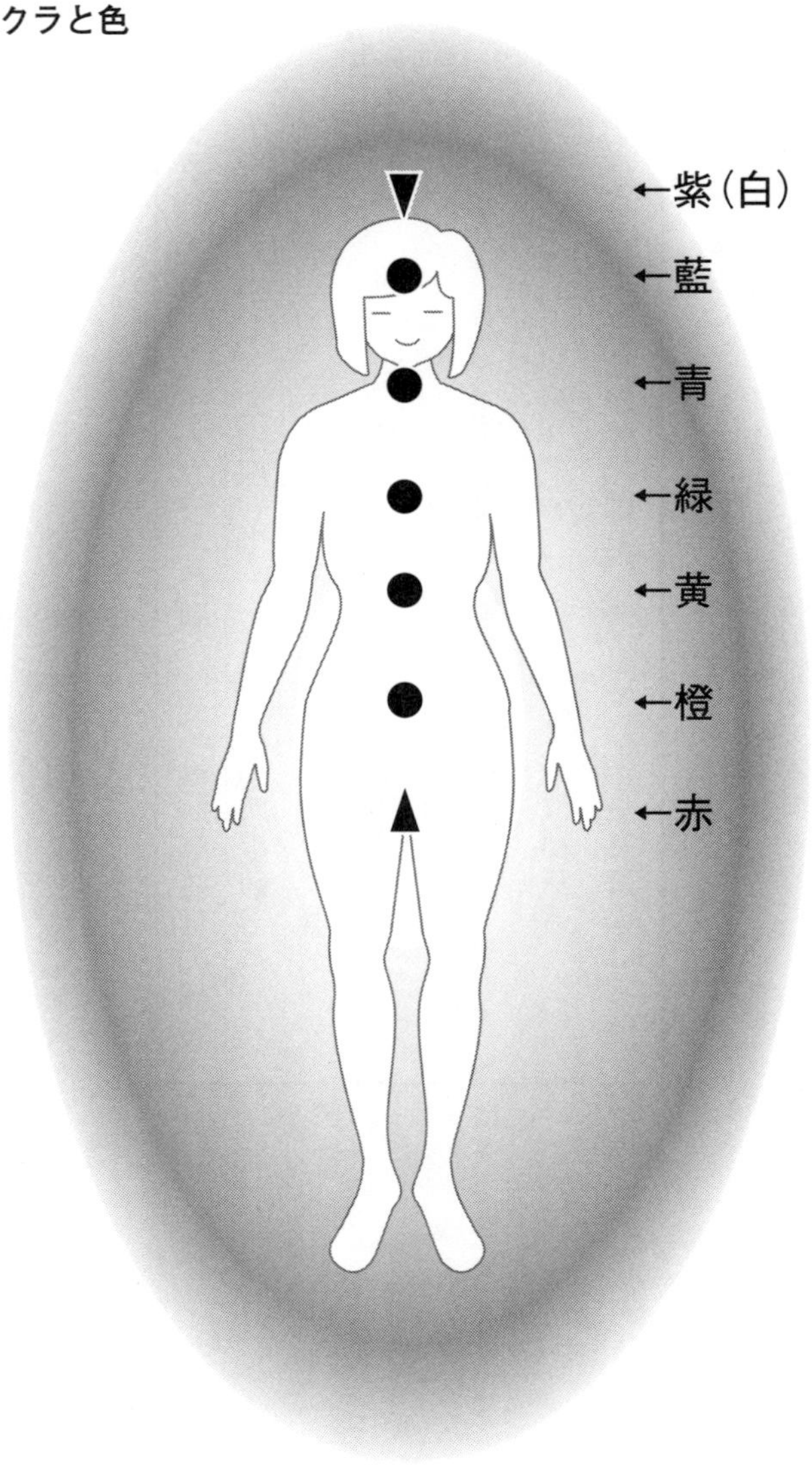

チャクラから発せられるエネルギーを、測定する装置がありますが、これはチャクラが発する光の量を計測するものです。しかし、チャクラが、それ自体でエネルギーを発するわけではありません。チャクラは、高次の生命エネルギーを、物理的な三次元で利用可能なエネルギーに変換する装置なのだろうと思われます。

よくセラピストが、具合の悪い人をヒーリングしてあげて、セラピスト自身が具合が悪くなってしまう話を聞きます。これは、セラピストのエネルギーが、エネルギーの低い方に取られてしまうからなのです。本来のヒーリングはマイナスのエネルギーを地面に放出して、良いエネルギーを、枯渇している人に提供することです。チャクラのエネルギーがうまく変換できれば、無尽蔵にある生命エネルギーを活用できるので具合が悪くなってしまうことはないのですが、かなり熟達したヒーラーでも、これがうまくいきません。

チャクラの性質

チャクラ名（梵語）	色	位置	身体	腺	人間関係と感情	元素
第七チャクラ（サハスラーラ）	紫（白）	頭頂部	筋肉系、骨格系、皮膚	松果体	人生に対する信頼、価値観、倫理、勇気、人道主義、自己犠牲の精神、大きなパターンを見る力、ひらめき、信心、霊性、献身	空虚
第六チャクラ（アジーナー）	藍	眉間	脳、神経系、目、耳、鼻	脳下垂体	自己評価、真実、知性の力、人の考えを受け入れること、経験から学ぶ力、感情の成熟度	光
第五チャクラ（ヴィシュッダ）	青	のど	喉、気管、首の骨、口、歯と歯ぐき、食道、上皮小体、視床下部	甲状腺	意志、選択の力、自己表現、夢を追うこと、想像力、中毒症状、価値判断、批判、信心、知識、決断力	気
第四チャクラ（アナーハタ）	緑	胸の中心	心臓、循環器系、肺、肩、腕、あばら骨、乳頭、横隔膜	胸腺	愛と憎しみ、拒絶感、反感悲しみ、怒り、自己中心性、寂しさ、コミットメント、許し、慈しみの心、信頼、希望	風
第三チャクラ（マニプーラ）	黄	みぞおち	下腹部、胃、小腸、肝臓、胆のう、腎臓、膵臓、脾臓、背骨の中心部分	副腎（膵臓）	信頼、恐れ、脅迫、自尊の念、自信、自分や人を大切にする、決めたことに対する責任、批判への反応、個人の尊厳	火
第二チャクラ（スヴァディシュターナ）	橙	下腹部ヘソの数cm下	性器、大腸、脊椎下部、骨盤、盲腸、ぼうこう、臀部	膵臓（性腺）	避難、罪悪感、お金、セックス、力支配、創造性、人間関係での倫理、尊厳	水
第一チャクラ（ムーラダーラ）	赤	性器尾てい骨部	身体の構造部分、背骨の底部、脚、骨格、両足、直腸	性腺（副腎）	家族、集団の安全、物理的生存に必要なものを提供する能力、自分自身のために立ち上がる力、安心感、社会、家庭の掟、法と秩序	地

生命エネルギーを構成する五つの元素

東洋的観点からすると、宇宙を構成する生命エネルギーを「元素」という別のとらえ方が可能になってきます。

インド伝承医学のアーユルヴェーダの考え方からすると、元素は地・水・火・風・空の五つに分けることができます。

この五つの関係について、植物を例にとった、わかりやすい説明があるので引用してみましょう。


根は、密で最下部にあり、地に接しているので地に該当する。樹幹と枝は、水と樹液を運ぶので水に相当する。花は、光と色を表すので火に該当する。葉は、その中を風が通ってゆくことから風と言い、実は植物の微妙なエッセンスであることから、空である。種は五大元素すべてが入っていて、完全な植物を生み出す潜在性を有している。(『あなたを変えるカラーセラピー』リンダ・クラーク著　林陽訳　中央アート出版社刊)

世界各地のエネルギー医学では、五つの元素の関係に注目しています。つまり、五つの元素のバランスがうまく保たれて、淀みなく流れているかということが、人間でいえば健康であり、よりよく生きることなのです。逆にいえば、このバランスがうまく保てず、スムーズに流れていない状態が、病気や不幸という現象につながっているのです。

心はエネルギーである

心は物理的測定をすることはできません。脳の組織を調べてみても、心というものを抽出することもできなければ、心を解剖して取り出すこともできません。それでは、心というものは存在しないのでしょうか。誰でも人間には心があるということは認めています。しかし、物理的に捉えることは困難です。

では、エネルギーという観点から捉えてみてはどうでしょうか。

エネルギーをより広く捉えて、「結果的に何かをもたらす能力」と定義してみたらどうでしょうか。この観点からすれば、心は確かにエネルギーと言えるのではないでしょうか。

前に述べた、私たちの見えない肉体に対応して、心というエネルギーが存在していると考えるならば、より捉えやすくなってくるのではないでしょうか。

だからこそ、心はしばしば、この世の時空間を越えて、遠くはなれた人に情報を送ったり、時間を超えた情報を伝えたりすることが可能になってくるのです。

宇宙に遍在するオルゴンエネルギー

古今東西で、「プラーナ」「気」「オルゴンエネルギー」などと、さまざまな名称で呼ばれてきた宇宙エネルギー。現代ではまだまだ、認知されているとは言いがたい存在のエネルギーです。しかし、研究の場では、真剣にこの〝未知のエネルギー〟の研究は続けられています。

エネルギー問題は人類が抱える大きな課題の一つです。石油などの化石燃料はあと数十年で枯渇《こかつ》すると言われています。これに代わる未来のエネルギーといわれた原子力も、その安全性や廃止のコストの問題など、決してクリーンな夢のエネルギーではなく、多くの先進国では、廃棄の方向を選択しています。しかし、これらに代わるエネルギーは、いまだに見つけられないでいます。

そこで、注目されているのが、「フリーエネルギー」と総称される宇宙に無尽蔵に存在するとされる宇宙エネルギー。これまでの物理法則をはるかに凌駕《りょうが》し、入力よりも出力の方が大きいなど、今までの人類が持つ科学常識をうちやぶる、不思議な性質を持ったエネルギーです。

最も進んだ物理学者の間では、このフリーエネルギー（宇宙エネルギー）の持つ無限の可能性は、次世代のエネルギー源として大いに期待されています。もしも、宇宙に遍在するエネルギーを使うことができるならば、人類は、少なくともエネルギー問題で悩むことはなくなるのです。

実際、私は前に書いた本の中で、「気も工業化の時代に突入した」と書き、この宇宙エネルギーを生活の中で利用する、その端緒の時代に入ったことを宣言したのでした。

すでに、宇宙エネルギーを取り出す方法があります。真空のなかに潜んでいる宇宙エネルギーを取り出す方法として、「共振」「共鳴」を利用する方法が有効であるとして大いに検討されています。

これは、音叉の原理でもわかるとおり、同じ振動数を持つものを引きつけ、増幅するというものです。この方法を用いて、特定の形に宇宙エネルギーを共振させるというものです。

私が開発した一連のオルゴンエネルギー製品は、この原理を利用したものです。

宇宙エネルギーは、特にメビウス（8の字）巻きにしたコイル形態に共振・共鳴し、驚くべきエネルギーを発します。

この宇宙エネルギーとは何か、科学的に言うとどういうことになるのか、私は長いこと考え続けました。

宇宙エネルギーというのは、どうも素粒子と関係があるようです。素粒子とは物質の最小単位と言われています。これは、粒子であると同時に波動としての性質を持っています。さらに、最新の物理学の仮説では、素粒子よりさらに小さい素粒子の存在が想定されてます。「超ひも理論」（『超ひも理論』広瀬立成著　PHP研究所刊）という最新理論にもとづいているのですが、それは、サイ粒子と名づけられています。この存在を考えることによって、物質世界と非物質世界である精神世界とのつながりを論理的に説明することが可能になったのです。サイ粒子は生命力の場、つまり「生命場」を形成します。

宇宙に充満している素粒子、これは満遍なく均等に存在しているのではなく、濃淡のムラをもって存在しています。素粒子が濃密に集まったところに物質もしくは人間や動植物などの生命が存在します。

逆に何もないと思われる空間にも素粒子が存在しています。

濃密であっても、希薄であっても、あらゆる宇宙空間には素粒子が存在し、それは波動でもあります。同時に素粒子あるいはサイ粒子そのものの「意識」があります。サイ粒子を媒介して、生命力の場を形成します。

場そのものの意識は、生命体として意識を持つ人間の思考に、共振・共鳴するという作用を起こします。

宇宙エネルギーと人間の共振作用の媒介をスムーズにしているのが、私の製作したオルゴンエネルギー製品というわけなのです。

同じ波動を持ったものは共振作用を起こします。

たとえば、普段からプラス思考をする習慣のある人は、自分を取り巻く環境（小は自分の体から大は宇宙まで）を調和したいという意識を強く持ち続ければ、同じプラスのエネルギーを持った素粒子（波動）と共振・共鳴し、そこにプラスの場が形成され、ポジティブな現象として実現します。つまり、これが願望が実現するというメカニズムなのです。やさしく言えば、「類は友を呼ぶ」ということですが、これは、なにも人間同士だけに言える原理ではなく、宇宙に共通した原理なのです。つまり、プラスの意識はプラスのエネルギーと共振・共鳴して、プラスの場を作るということです。

エネルギーは無尽蔵に宇宙に遍在しています。それは、人間がいくら使っても使い尽くせるものではありません。私たちの意識のエネルギーも無限です。それに枠をはめているのは、私たちの「常識」とか「マイナスの思考」というものです。この枠を取り払ったとき、私たちの前には、思いもよらない無限の宝庫への扉が開かれます。

そこに誰でもたどり着けるように道案内をしてくれるのが、オルゴンエネルギー製品なのです。

どうか、読者の皆さんは、目の前の無限への扉を押し開いて、めくるめく世界を堪能してください。

色彩のもつヒーリングパワー

カラーセラピーを色彩の心理的効果と考える人がいます。もちろん、色が心に及ぼす影響というものを無視することはできません。しかし、これでは、色の持つヒーリングパワーの、ほんの表層を理解したに過ぎません。

色は波動です。波長の長短によって、網膜がキャッチする色彩は異なってきます。人体も細胞一つ一つは異なる波動を持っています。各器官や部位によってもそれぞれ異なる波動のグループとして形成されます。それが、全体として調和され、大きな集団としての肉体を形成しています。

また、見える肉体に対応する見えない肉体（スピリチュアル・ボディ）もまた、それぞれが異なる波動グループを形成しています。

人が健康であるとき、あるいは運気が向上している時は、それぞれのグループが調和的で、しかも異なる波動グループが集まってできている全体も、また調和的になっています。

ところが、マイナスの意識や思考を抱いたり、肉体的に悪い影響をもたらすと思われることをすると、波動のグループのなかに不協和音が生じ、調和的ではなくなってきます。すると、病気やストレスとなります。さらにノイローゼや精神的な病、あるいは不運な現象が起きたりするのです。このような不調和に対し、色の波動を用いて調整することが、カラーセラピーなのです。

色は私たちの生活の中で、気づかないところでヒーリング効果を発揮してくれています。昨今ブームになっている風水も、色や形の力を用いて空間の調整をし、健康効果や開運をはかっているのです。

色の効果は絶大です。

しかし、色の力を最大限に発揮させるのは、色の力にさらに宇宙エネルギーの力を付加することです。宇宙の莫大なエネルギーが色のパワーを増幅させ、思いもよらないすばらしい現象を引き起こします。

具体的な例については、後述の体験談をご参照ください。

カラーヒーリングの歴史

最近では、セラピストで色彩をヒーリングに取り入れている方がいたり、書店のヒーリング関係書のコーナーに行けば、色彩療法の本を見かけるようになりました。

ここに新しいヒーリング方法の可能性をみるのは、私だけではないと思います。

世界ではカラーヒーリングの歴史は古くからあり、我が国で社会的に定着するのも時間の問題と思われます。

《カラーセラピーの開祖・バビット》

カラーセラピーは、十九世紀後半から二十世紀の初めにかけて、アメリカ生まれのエドウィン・バビットが、「カラーセラピーの開祖」と言われています。

バビットは、晩年には、アメリカで「カラーセラピー学院」を創設し、カラーセラピーの大変なブームを生み出したということです。

バビットは、一八七八年に『光と色彩の原理』という本を発表して、色と体不調の関係を初めて体系化しました。

その理論によれば、ヒーリングに使う色は赤と青の二色。赤は活性化の色、青は沈静化の色と規定されていました。

体の機能が低下して血行が悪くなり、体温が下がって顔色の悪い人には赤を使います。反対に、熱があって顔が赤かったり、体に腫《は》れや炎症があるなどの場合は、青を使います。このように「沈静化するための青」、「活性化するための赤」というふうに体不調部分と色の関係が明確に分けられていました。

ヒーリングには南側に窓のある、真っ白い壁の部屋を使います。

体不調を訴える人の症状に合わせて、窓に赤か青の色のついたガラスを貼ります。つまり、外からの太陽の光によって、白い壁の部屋は、「赤い部屋」か「青い部屋」に変わることになります。この中に、体不調の人を裸で入れておくのです。

これが、バビットのヒーリング方法でした。

また、局部の麻痺や痛みなどに対しては、色ガラスのレンズを用いて、体不調部分に光を当てるのでした。レンズは、理科の実験に使うフラスコのような形をしていて、中に水を入れて用います。

たとえば、お腹が痛い人がいれば、この水の入ったフラスコ様のレンズを、痛いところの上に載せ、うまく調整して、体不調部分に光が当たるようにするのです。

実際にバビットは、十二歳になる息子にこのヒーリングを施して、いろいろヒーリングを試しても良くならなかった脚のマヒを見事治してしまったのです。しかもその後、再発しなかったといいます。

《ディンシャーのスペクトロクロム》

その後、カラーセラピーを発展させた人にインドのディンシャー・ガディアリとアメリカのスピットラー博士がいます。ディンシャーは、バビットの考え方に影響を受けているようです。

ディンシャーは、科学の造詣《ぞうけい》が深く、物理、化学、数学、電気に精通していました。

その豊かな科学の知識を動員して、症状ごとに色を使い分けるパターンを発見し、独自のヒーリング理論を完成させました。

それを「スペクトロクロム」といいます。太陽の光が皮膚を通して、人体に有効に働くことを利用したのです。

まず彼は、生物の基本である元素が活性状態にあるときには、固有の周波数のスペクトル線を放射していることに着目しました。そして、元素ごとに一番強く発している光を見つけ出し、体内の機能と関係づけて、ヒーリングに使う色のフィルターを考案したのです。

この理論に基づいた「スペクトロクロム」を実際のヒーリングの現場に持ち込み、基準となるパターンを発見していき、「スペクトロクロム測定法百科」としてまとめました。このヒーリングを実際に行った人や受けた人の間では、数々の実証例が挙がっています。

《スピットラー博士のシントニクス療法》

医者であるスピットラー博士は、生理学的に言って、人間の体が光に対してどのように反応するか、という点に注目しました。

そして、体のタイプに応じたヒーリングの方法を発展させ、目を通して体をヒーリングする「シントニクス」を完成させたのです。

博士はまず、ウサギで実験を行いました。

ウサギをグループに分け、全く同じ生活環境に置きました。ただ、グループごとに異なるのは、環境に放射されている色だけです。

こうして観察していると、大変興味深い結果が出たのです。

エサも水も生活環境も、まったく同じであるのに、脱毛、体重の変化、白内障、消化不良、不妊症など、グループごとにそれぞれ体の異常が現れたのです。

異なるのは、光の色の違いだけです。

そこで博士は、自律神経と内分泌系に与える光の影響について研究を重ねました。

この二つを司っている脳の視床下部という領域が、実は眼と密接につながっていることを発見したのでした。

そして、病気は神経系と内分泌系におけるバランスが崩れて起こると博士は考えました。もし、眼から入った異なる波長の光が、脳のコントロールセンターに働きかけることができるなら、バランス回復にうまく生かすことができるのではないかという仮説を立てたのです。

さらに研究を重ねた博士は、異なる波長の光を目に通す実験を重ねた結果、視覚の機能不全に影響する元を突きとめることができたのです。

この理論をベースにしたのが「シントニクスヒーリング」なのです。

その後、博士は、シントニック・オプトメリー大学を創設し、このヒーリングは、眼科学の分野で半世紀以上にもわたって、ヒーリングに利用されてきました。

《リバーマン博士の視覚療法》

スピットラー博士の研究を引き継いだのが、リバーマン博士でした。

博士は、眼科医として、開業するかたわら、「オープン・フォーカス」という独自の視力改善方法の研究を続けていました。意識して物を見ないようにすることによって、視力は回復するという理論です。

この理論の元になる二つの光にまつわる体験がありました。

一つは、ある弱視の女の子をヒーリングをしているときでした。片方の目の視力は矯正しなくても1・0であるのに、もう一方の目は矯正しても0・1しかないのです。この極端な状態に対して、今までにない新しいヒーリングを試みることにしました。

いい方の目に光をパッとあてる。するとその光は脳に伝わり、反対側の悪いほうの目の神経を刺激して、ヒーリング効果をあげるかもしれないという試みでした。効果は予想以上で、わずか五回のヒーリングで悪いほうの目も1・0まで視力が回復したのでした。

もう一つは、あるパーティで体験したキルリアン写真でした。キルリアン写真とは、人間の体から出ているエネルギー、いわゆる〝気〟やオーラを撮影できる、特殊な写真のことです。

博士は、半信半疑で自分の両手から出ているエネルギーを撮ってもらい、その驚くべき写真を目にしたのです。人体が光を放つばかりでなく、その光は心の持ち方や体調によっても変化することがわかりました。

この二つの体験から、博士はより一層、光に興味を深め、研究を重ねて、ついにヒーリングの現場に自身の理論を持ち込んだのでした。

最初の体不調者は、視神経疾患で視力を失っていた母親でした。今まで、さまざまなヒーリングを施したにもかかわらず、一向に改善の兆しがみられません。博士は、自分のうち立てた理論に基づいて、青緑色の光を母親の目に照射しました。これを何度も繰り返すうちに、いままで少しも回復しなかった視力が、どんどん良くなってくるのです。

しかも、視力が回復しただけではなく、気持ちに張りが生まれ、気分が高揚してきたというではありませんか。もちろん、失われていた視力が回復したという心理的効果はあったとは思いますが、生体に対する効果があったからこそ、気分が高揚してきたのではないでしょうか。

その後の研究で、シントニクスが体と心に良い影響をもたらすことが、数々の臨床例から証明され、今日、ガンや血液の病気、精神病やエイズにもヒーリング効果が認められています。

《オット博士の蛍光灯の実験》

アメリカのオット博士は、光が人間に与える影響を調べるために、フロリダの小学校を使って、興味深い実験を行いました。

二つの教室を使い、一つの教室には、太陽光に近いスペクトル光の蛍光灯を、もう一つの教室には一般的なクールホワイトの蛍光灯をそれぞれ取り付け、生徒たちの行動を観察しました。

つまり、光が人間の行動にどのような影響をもたらすかという実験でした。その結果、二つの教室の生徒の行動に、歴然とした差が現れたのでした。

スペクトル光の教室では生徒の態度が良くなり、教室の雰囲気も良くなり、成績も上がってきたのです。一方、クールホワイトの教室は、生徒の態度が悪くなり、イライラしたり、注意力が散漫な生徒が増え、教室の雰囲気も悪いものに変わっていました。

さらに、生徒の虫歯の数も、前者では虫歯が三分の一に減り、後者では増えていたのです。

このように、光は人間の生理と精神の両方に大きな影響をもたらすことが、ますますはっきりしてきたと言えるのではないでしょうか。

第二章 究極の波動器「バイタルウェーブ」

「バイタルウェーブ」の基本的な使用方法

「バイタルウェーブ」は、新たに開発された気の波動エネルギー発生機器です。この機器は大きく分けると二通りの用途があります。色彩波動への使用と、空間波動への使用です。

そして、体不調者へのヒーリングや、波動を浄化させるための「波形」、「周波数」の設定ができます。

バイタルウェーブ

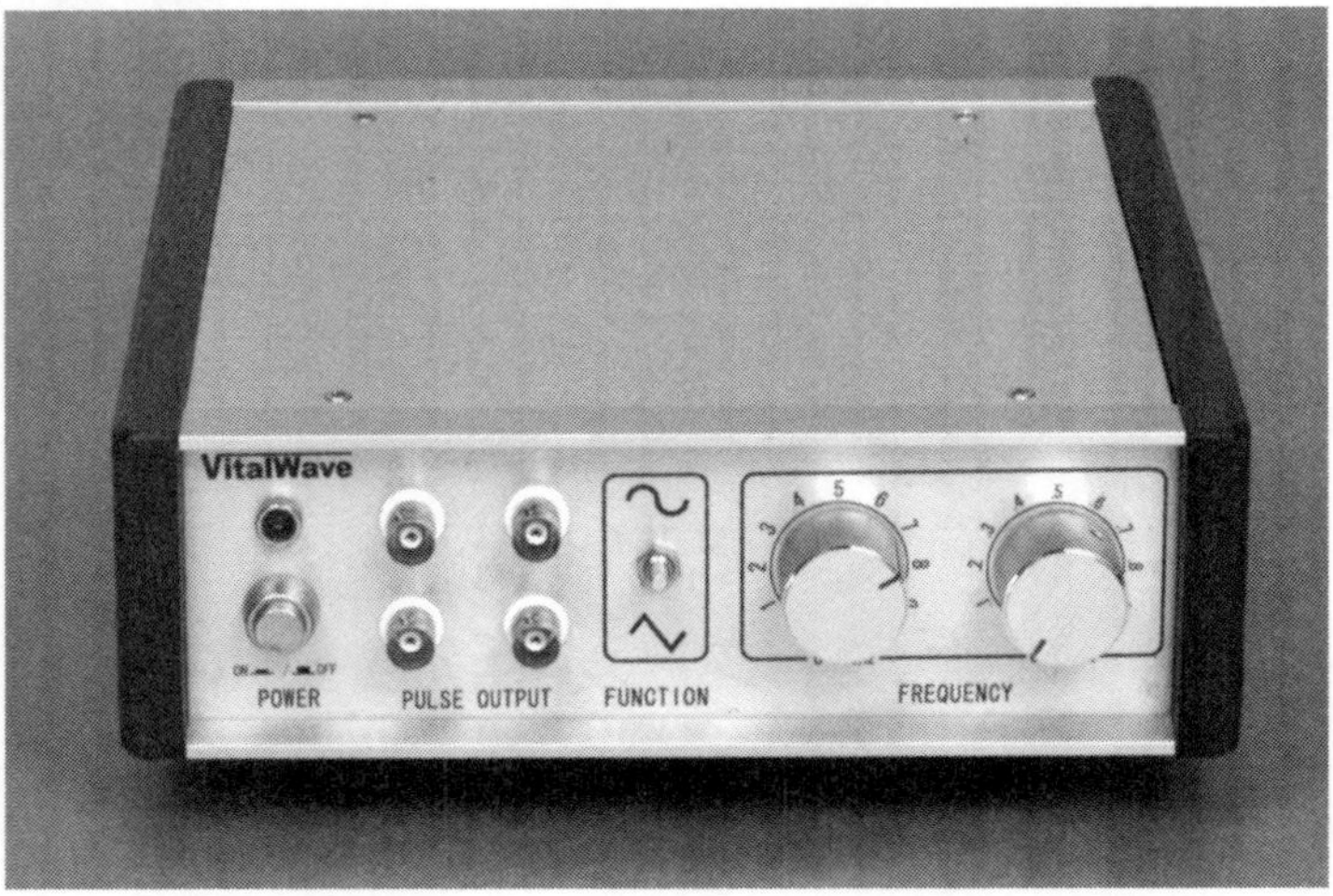

①〈色彩波動への使用〉

波形・周波数を設定し、白色を基本としたカラーLEDポインターに、八種類のカラーフィルター（赤・橙・黄・黄緑・緑・青・青紫・紫）を適宜取り付けて、体不調個所に照射することで、体不調を軽癒する効果が期待できます。

②〈空間波動への使用〉

波形・周波数を設定し、他のエネルギー製品と接続する事で、それらの働きを増大させ、空間を浄化・改善する効果が期待できます。またオリジナルの波動製品を作ることもできます。

「バイタルウェーブ」は波動周波数を調整する

波動は、粗い周波数から微細な周波数まで、無限といってもいい周波数を持っています。過去の幾多の叡智は、物質がもつ固有の周波数から、肉体の周波数、高次のエネルギーの周波数まで、さまざまな試行錯誤や理論によって、それらを確定してきました。

私たちは、そのような過去の人類が積み重ねてきた知恵と、今日の先端技術の両方を活用する環境に生きています。

今、私は、この二つの優れた知恵と技術を活用し、人間に有益な「バイタルウェーブ」を発表しました。

この「バイタルウェーブ」は、小さいながらも万能かつ驚異のマシーンなのです。

人間の体は、臓器や血管、骨や神経の単なる集合体ではありません。バラバラに解剖した身体パーツを元通りにしても、壊れた時計を組み立て直して動き出すように、生き返らせることはできません。この三次元のレベルで言えば、パーツの変化は何もありません。それでは何がちがうのでしょうか。

それは、人間はエネルギーの存在であるという見方をすれば、容易にわかります。死んだ体と生きている人間の違いは、生命を成り立たせている〝気〟のエネルギーが存在しているか、どうかというところにあります。詳しくは別項に譲りますが、「人間はエネルギー的存在である」という点は憶えておいてください。

しかも、それは各細胞レベルで固有のエネルギーをもっています。それが集まって各器官を形作り、それらが集合して生命的身体を作っています。各器官も固有のエネルギーのレベルを持っています。これは、言い換えると、固有の波動を持っているということです。固有の波動は、固有の周波数を持っています。

体のどこかに不調が現れることを病気といいますが、これはその臓器や器官、あるいは周辺の波動に乱れが生じているということです。

各器官には固有の周波数があるといいましたが、過去の優れた叡智が各器官の固有の周波数を割り出しています。その正常な周波数と乱れた器官は、微妙に違いが現れます。

波動の考え方から言えば、この乱れた周波数を持つ器官に対して、細胞レベルでの本来の周波数を再インプットしてあげればいいのです。そうすれば、病気は軽癒するというのが、波動を用いたヒーリングの根本にある考え方です。

「バイタルウェーブ」は、体に本来の周波数の波動をインプットし、気の波動を発生させるためのマシーンなのです。

同時に、もう一つ波動調整するために、色の持つ力も使います。色彩を利用したヒーリング法の原点は古来よりあり、体不調に応じた最適な色を貼ることで体不調を軽癒していました。色の持つ波動は、体不調を和らげ、癒すという働きを持っています。

さらにその波動は、人間の体と大変相性のいい性質があり、親和性があります。色を用いることで、身体へのヒーリングの力がより高くなるのです。

では、次に「バイタルウェーブ」の各パートについて説明していきましょう。

「バイタルウェーブ」の波形と周波数

「バイタルウェーブ」には、波形と周波数を設定するためのファンクションスイッチと、周波数ダイヤルがついています。

ファンクション・スイッチ

「バイタルウェーブ」で波動のタイプを選択する時の切り替えに使います。

「バイタルウェーブ」の波動には「正弦波」と「三角波」の二種類の波形タイプがあります。オシロスコープで見ると、正弦波はまろやかな波形であり、三角波は鋭い波形となります。

正弦波は、穏やかに作用する性質を持っていて、空間を浄化する時、体不調を調整する時、また物品にエネルギーを共振させる時などに用います。通常使うのは正弦波ですから、スイッチはこちらにセットしておきましょう。

三角波は、ダイレクトに空間に作用する性質があります。こちらは、空間のマイナス波動をプラス波動に変えるというような、明確な変化が必要なときに用います。

神社に行って柏手《かしわで》を打つのは、空間の浄化という意味がありますが、三角波を使うのも同様の意味があります。

また、三角波には、人間の潜在能力を活性化する働きがあります。また、三角波で浄化された空間にいるだけで、潜在的な力は活性化します。

周波数ダイヤル

「バイタルウェーブ」本体についている「周波数ダイヤル」によって、体の不調な個所を調整するために、本来の周波数を出力するためのセットアップをします。体の不調とその個所を調整する周波数の関係については、別に表を掲載してありますのでそちらを参考にしてください。

「バイタルウェーブ」は他のエネルギー製品の作用を増大させる

「バイタルウェーブ」は、前述したように、他のエネルギー製品と接続することによって、それらの働きを強めたり、影響の範囲を拡大することができます（第六章で体験談をご紹介しています）。

主に、接続できるエネルギー製品の作用と効果をご説明します。

《カラーＬＥＤポインター》

「バイタルウェーブ」には、二本の「カラーＬＥＤポインター」が接続できます。これは、ヒーリングしようとする個所によって、一本または二本使用します。「二本のカラーＬＥＤポインター」を用いて、体不調部分を前後または左右から挟んで照射することにより、ツボや経絡への刺激と同様の効果が期待できます。

カラーＬＥＤポインター

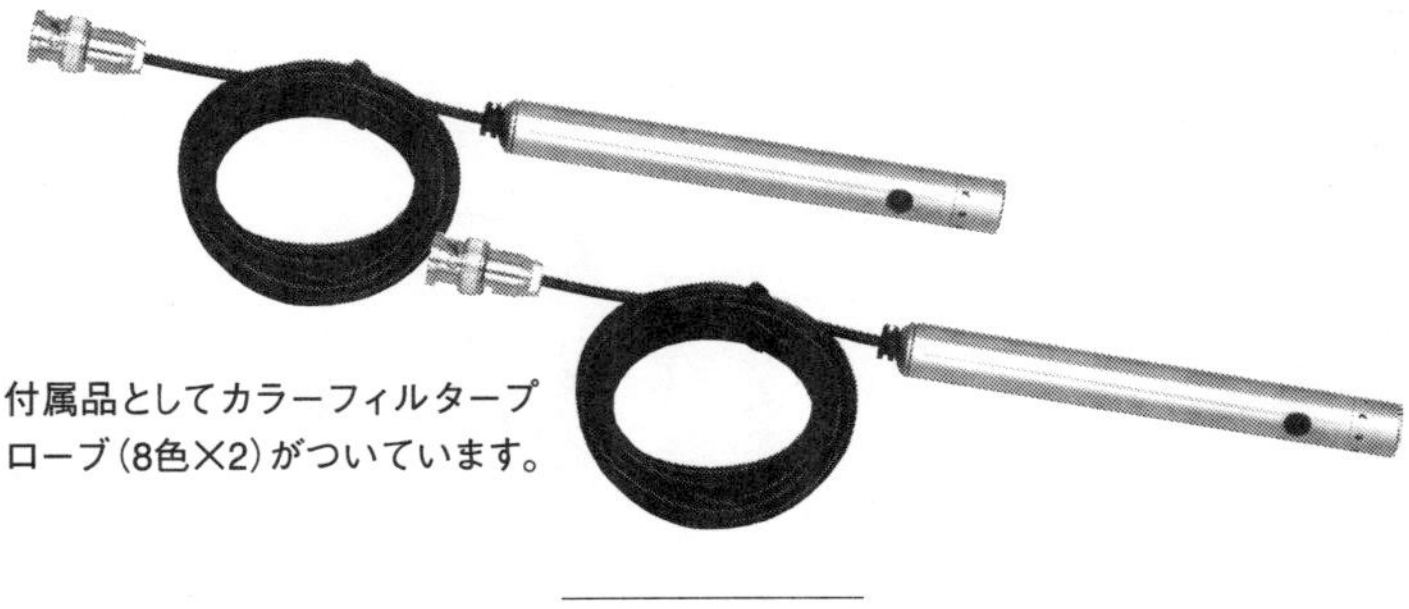

付属品としてカラーフィルタープローブ（8色×2）がついています。

体不調に応じたカラーフィルターを「カラーLEDポインター」の先端に装着して用います。周波数を設定した「バイタルウェーブ」から発生するエネルギーを、さらにカラーフィルターを通すことで、エネルギーはパワーアップします。体不調部分を調整するエネルギーとして、体が本来持っているヒーリング力を引き出し、体を効果的に調整・軽癒してくれるのです。

「カラーLEDポインター」は白色を基本とし、八色のカラーフィルター（赤、橙、黄、黄緑、緑、青、青紫、紫）を使用します。カラーの照射光を、体不調部分（痛み、凝り、発熱、腫れ、体液の滞留、痺《しび》れ、傷、疲労感などの近症状部分）に満遍なく当てることで、ヒーリング効果を得ることができます。照射する際に、ツボや経絡に、必ずしも正確に当たらなくても広く照射されるため、体不調部分に直接照射していただければ十分に効果が期待できます。

《N式オルゴンボックス》

「N式オルゴンボックス」は、ウィルヘルム・ライヒ博士のオルゴンエネルギー理論、楢崎皐月博士の物性学理論、ライヘンバッハ男爵のオドパワー、メスメルの動物磁気理論をエネルギー発生の基礎概念とし、それらに西海式メビウスコイルを組み込んでパワーアップしたものです。

　物品などを「N式オルゴンボックス」の中に一定の期間入れ、〝気〟の波動エネルギーを転写（共振・共鳴）すると、物品波動を進化させ、高波動製品を作ることができます。
さらに、その高波動製品は人体、およびあらゆる物質の能力を高めてくれます。

　バイタルウェーブに接続すると、波形と周波数を設定できるので、目的の気の波動エネルギーを発生させることができます。

N式オルゴンボックス

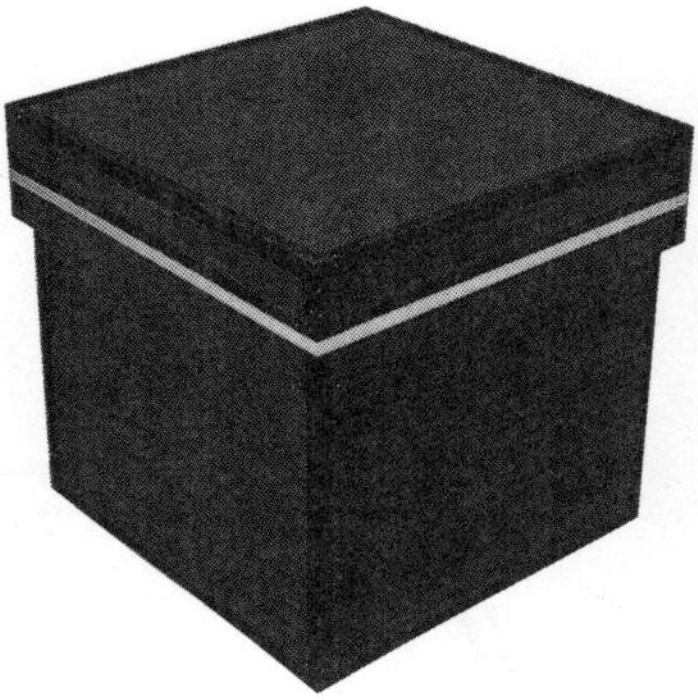

N式オルゴンボックス断面図

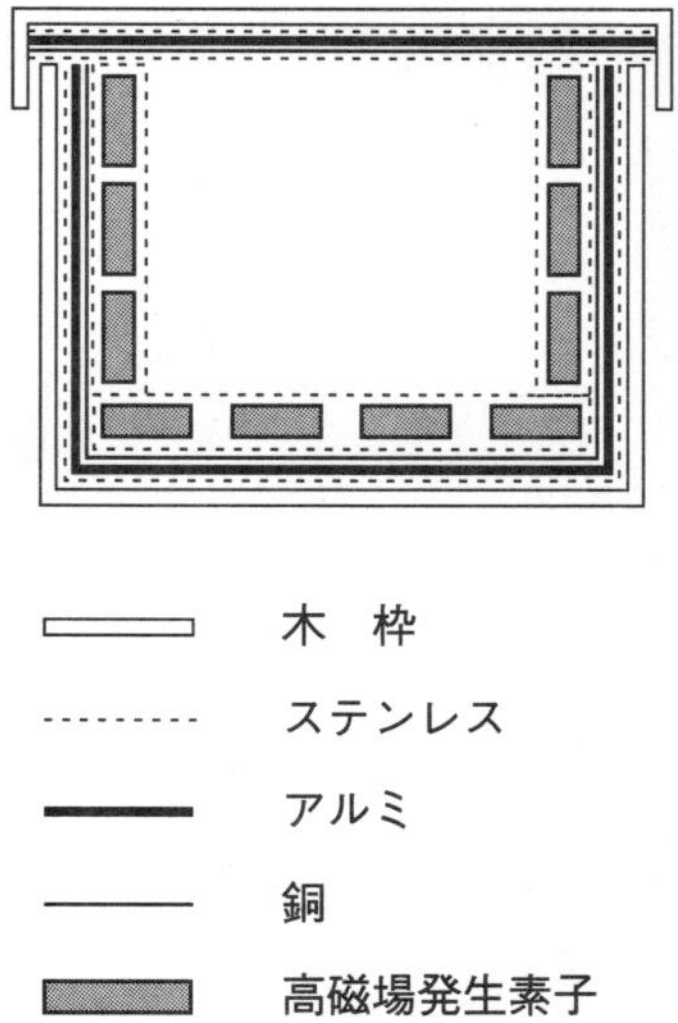

手製のオルゴンボックス

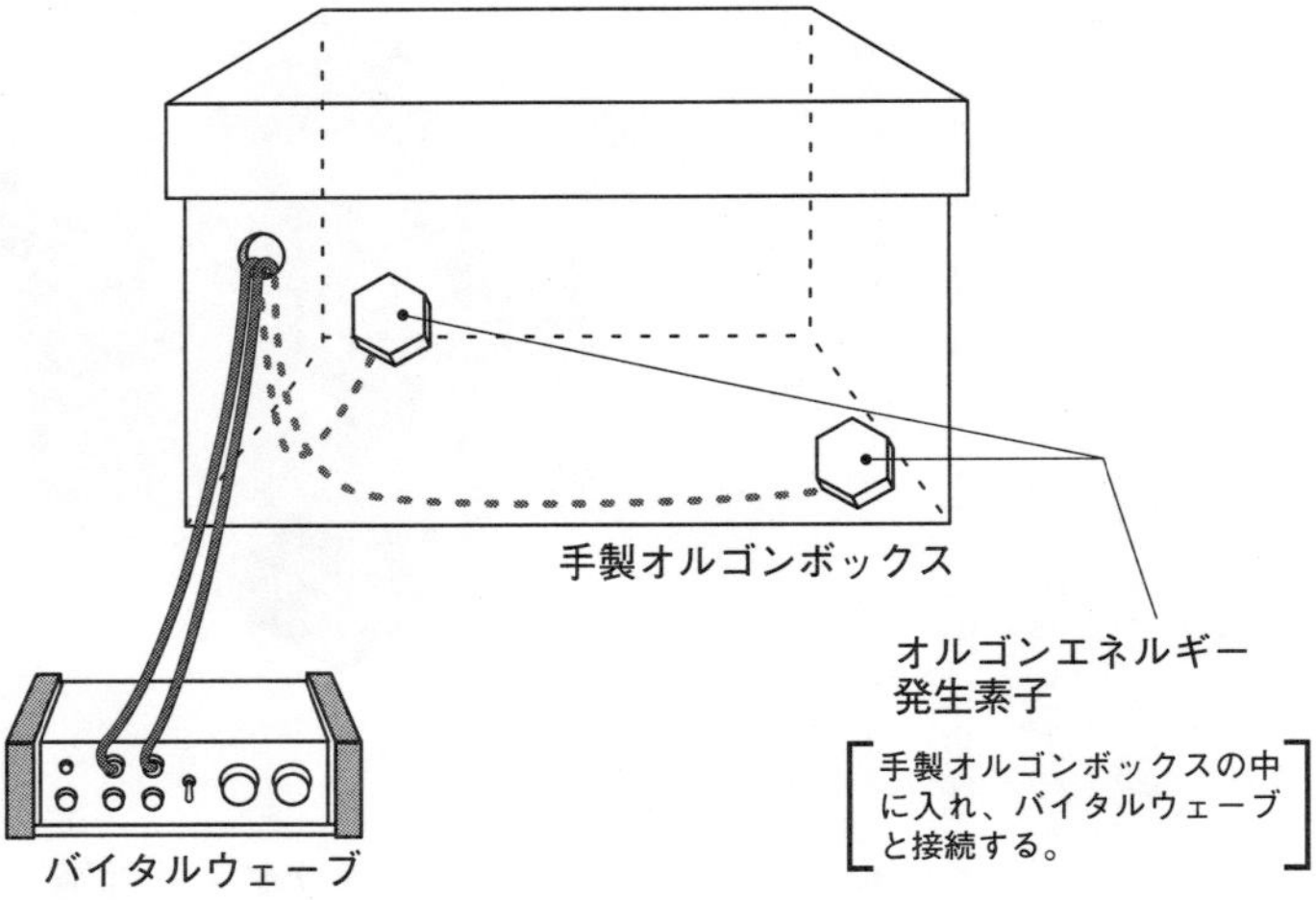

《エネルギー発生素子と手製オルゴンボックス》

六角形の「エネルギー発生素子」を接続することにより、周囲の空間を強力な「気の波動エネルギー空間」に変えることができます。

通常、「エネルギー発生素子」は二個一組になっています。可動力があり、この二つの置き方を変えることによって、「気の波動エネルギー空間」が形成され、エネルギーの流れが変化してきます。

たとえば、ヒーリングの際、目的に応じて体不調者の体を左右から挟んで置いたり、頭の上と足元に置くなど、置き方や距離を調整し、ヒーリングすることが

ミステリーピクチュア

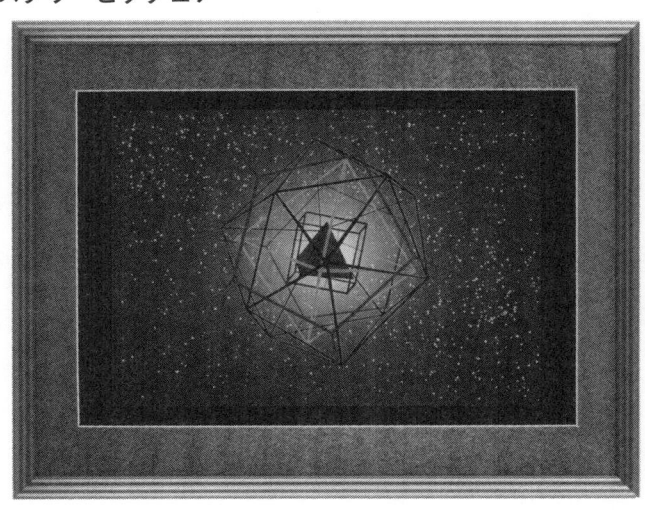

できます。

また、手製のオルゴンボックスを作り、その中にオルゴンエネルギー発生素子を一定の期間入れておくと、N式オルゴンボックスと同じような効果をもたらすようになり、物品にオルゴンエネルギーを転写することが出来ます。

※作り方に関しては、当研究所にご相談ください。

《ミステリーピクチュア》

「ミステリーピクチュア」は「室内気流画」と呼ばれ、この絵自体が驚異の波動を発生させています。さらに額縁内装は、楢崎皐月物理学博士の、異金属の電位差理論を基礎とした原理を応用して製作されています。

人に対しては、集中力・記憶力・勉学力などを向上させ、ストレス解消の効果が期待できます。

　空間を浄化する作用があり、会社・店舗などには繁栄、繁盛をもたらし、また除霊などにも効果があるとの報告が多数あります。「バイタルウェーブ」と接続することで、さらにその効果の増大が期待できます。

オルゴンマット

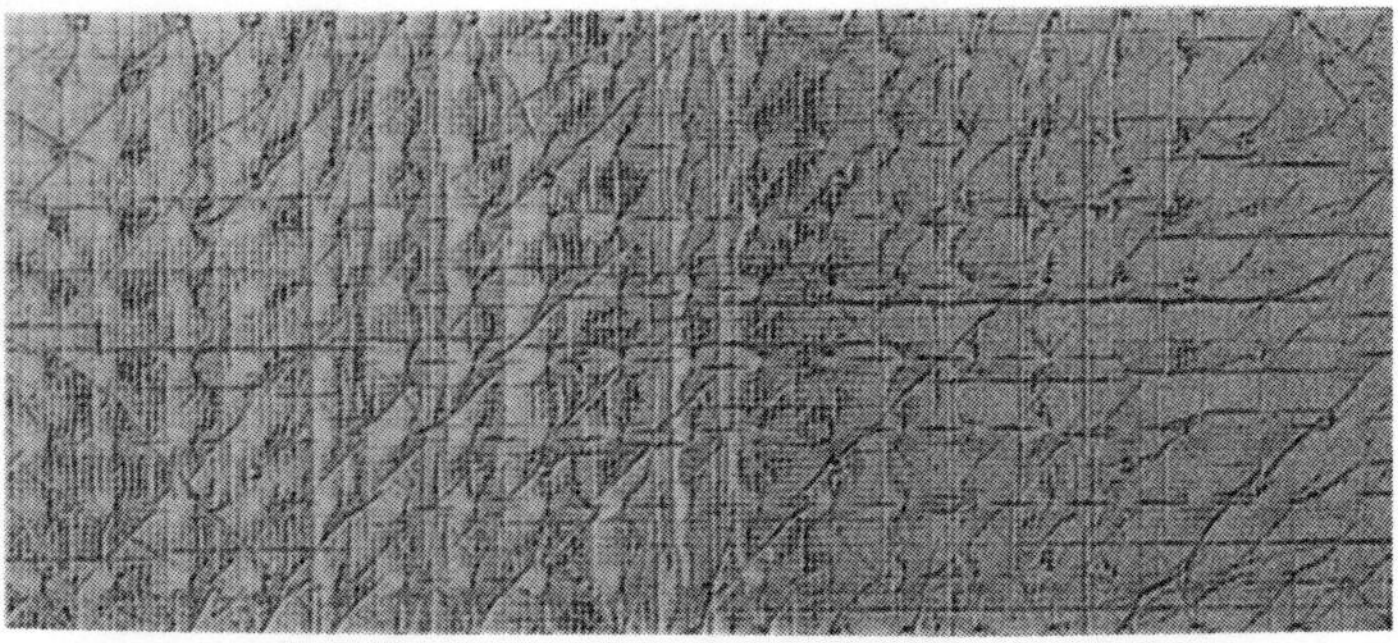

《オルゴンマット》

「オルゴンマット」の内部は、オルゴンエネルギーを発生させるシステムが応用され、マット表面全体からは、エネルギーが二十四時間放出されています。

　片面が金色で強いエネルギーを発し、もう一方の面は銀色で柔らかいエネルギーを発していますので、使用目的や、お使いになる方の体質に合わせてご使用いただけます。敷布団の上において、その上に横になるだけで、体全体にオルゴンエネルギーを充填《じゅうてん》してくれます。体の弱っている部分を回復させ、ひずんだ部分を調整してくれますので、寝ているうちに体調が良くなり、寝起きも爽やかで、前日の疲れをきれいに解消してくれます。

また、「バイタルウェーブ」に接続し、波形と周波数を設定することによって、体の弱っている部分を改善する特定のエネルギーを放出できるので、寝ているうちにヒーリングができます。

「バイタルウェーブ」を用いた遠隔ヒーリングの報告

◆その1（六十歳　男性）

私が、バイタルウェーブというマシーンに興味を覚えたのは、他の機器と接続することにより、いろいろな可能性が生まれるという汎用性がある点です。

西海先生が、バイタルウェーブとBSアンテナを接続すれば、遠隔ヒーリングができると言われたので、挑戦することにしました。

遠隔ヒーリングをする相手の方は、四十代の北海道に在住する、重度の腰痛を訴えられている方です。

バイタルウェーブとBSアンテナを接続した遠隔ヒーリング

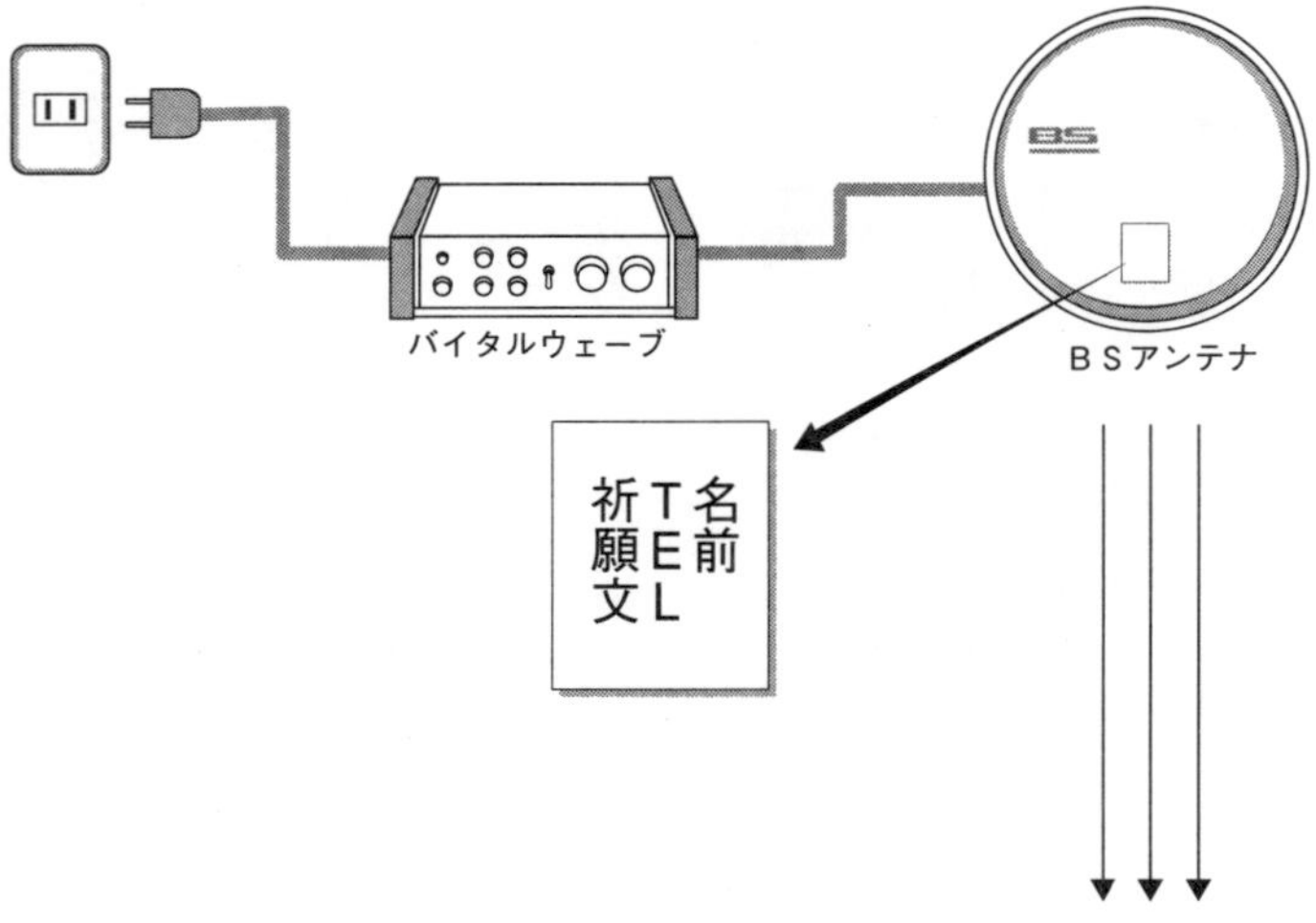

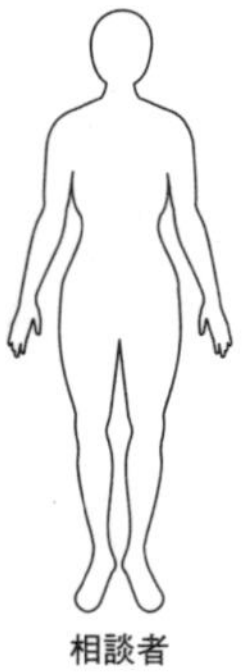

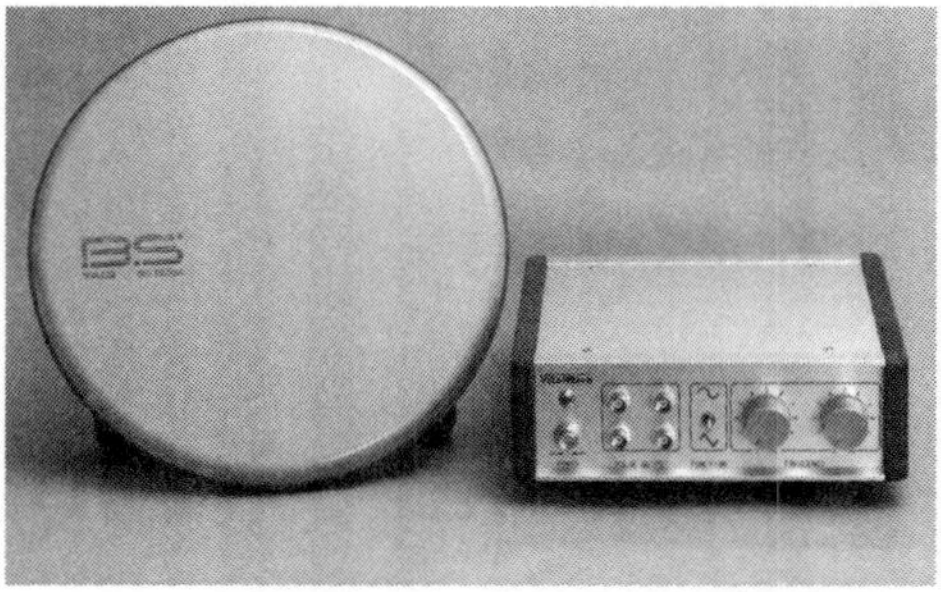

㋑　名刺大の紙に名前、TEL、祈願文を鉛筆で記入する。

㋺　祈願文をBSアンテナに貼る。

㋩　BSアンテナを、相談者の方へ向ける。

① バイタルウェーブとBSアンテナを接続する。
② 電話であらかじめ、体不調部分を聞いておき、時間は打ち合わせの上、〇時から三十分間行うと知らせておく。
③ バイタルウェーブを腰痛軽癒のための周波数八・四ヘルツに合わせる。
④ 紙に鉛筆で、〔体不調の方の氏名・電話番号・腰痛が治りました〕という祈願文を書いた。そして知らせていた時間になり、バイタルウェーブと接続したBSアンテナの上に貼り、遠隔ヒーリングを開始した。
⑤ 静かにして波動の受け入れ態勢にはいってもらう。
⑥ 遠隔ヒーリングの終了後、再び電話を入れて症状の変化を聞いたところ、「痛みが消えた!」と喜ばれる。まずは、実験成功だった。

◆その2（四十歳　女性）

私はミステリーピクチュアに接続用配線端子をつけてもらい、バイタルウェーブ本体に接続しました。

遠隔ヒーリングの対象者は、五十代の肺ガン（病院で診断された）患者で、北陸に住んでいらっしゃる方です。咳《せき》と微熱、ときどき血痰《けったん》が出て、胸の辺りが痛むということです。

遠隔ヒーリングは、次のやり方で行いました。

① 電話であらかじめ、体不調部分を聞いておき、時間は午後二時から一時間行うと知らせ、ヒーリングが始まったら良くなるイメージを頭に描いてもらう。

② 紙に鉛筆で、〔体不調の方の氏名・電話番号・体不調部分が良くなった〕という祈願文を書き、午後二時から一時間にわたってバイタルウェーブと接続したミステリーピクチュアの上に貼り、遠隔ヒーリングを行う。

③ 静かにして波動の受け入れ態勢にはいってもらう。

④ お互いに祈願文を頭の中で映像化する。

⑤ ヒーリング終了後、電話してみると、体が楽になり、熱も平熱まで下がったということだった。

⑥ 毎日、十日間行う。

後日、病院で検査したところ、症状が軽くなっていることに先生は驚いていたと話していました。

以上の報告からわかることは、波動は、ＢＳアンテナやミステリーピクチュアを用いて送信可能であること。同時に遠隔ヒーリングをより確実なものにするには、送信者と受信者の意識を同調させることが必要です。

また、祈願文を鉛筆で書くのは、鉛筆の芯は炭素なので、電気や波動を通しやすいという理由があるからです。

※医療機関で検査してもらうことは必要です。その上で、ボーテクリニックなどの指導のもとに、ヒーリングされることをお勧めいたします。

第三章　一枚のハガキで人生が変わった

――ボーテクリニック九州本部　**松崎元威**

私は、健康に関する仕事に携わるようになって、今年で二十年になります。二十三歳で家庭用健康機器の訪問販売に携わったのがスタートでした。夢中でやって、二十五歳で独立しました。

その頃から、自分の中に大きな疑問というか、今やっている仕事に対する不満のようなものがどんどん大きくなってきました。

「たくさんのお客様、特に病に苦しんでいる方に、もっと自分がしてあげられることはないのか」

「病気の人のかゆいところに手が届くような健康サービスはないものか」

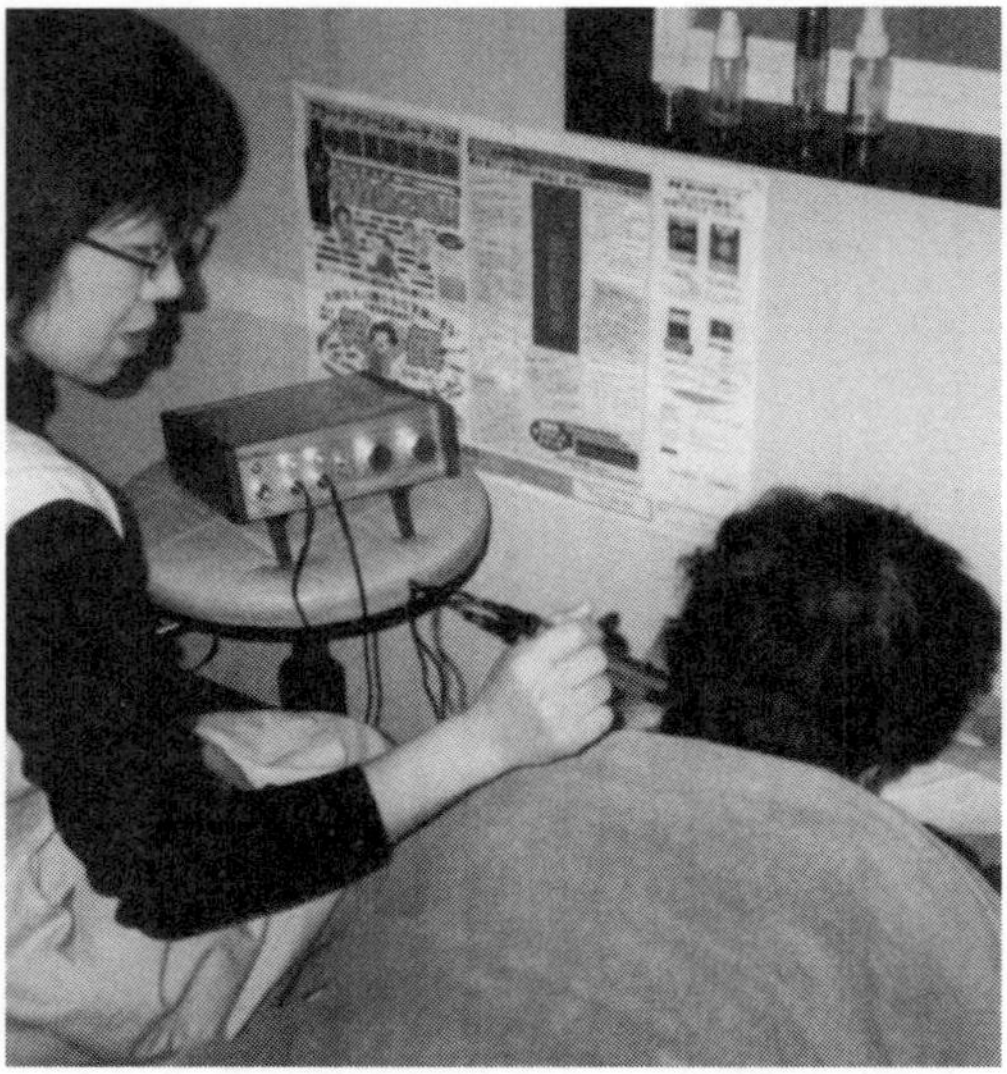

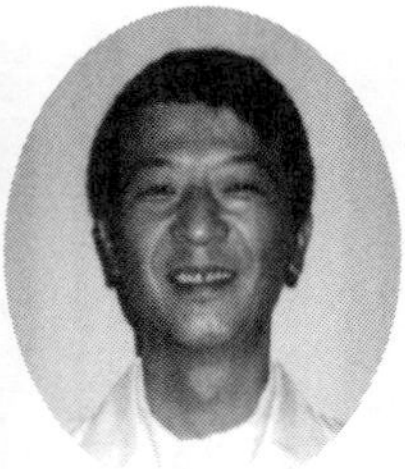

ボーテクリニック九州本部長
ボーテクリニック
チーフインストラクター
難病対策研究会副会長
松崎元威先生

常にそのような思いが湧きあがり、自分の中で葛藤が続きました。

そんなおり、ある療術学院のパンフレットを手に入れました。これこそ自分が思い描いたイメージに近いものだ、と直感しました。

現にやっている仕事を放り出すわけにもいかないので、最初の一年は通信教育を学びました。翌年は休みを調整して、短期集中講座で学び、そして、平成二年に念願の療術院を開くことができました。

それから、今日まで、いろいろな民間医療技術を学んできました。電気療法、光線療法、温熱療法、刺激療法、手技療法などなど、良いと言われるものは、何でも自分の療術院に取り入れてきました。

しかし、どれも「これだ！」と思えるものではありませんでした。

平成六年の三月のことでした。ある雑誌に、とても興味をひく広告が掲載されていました。

〈潜在能力・脳と肉体を活性化させる携帯用の世界最小・宇宙エネルギー発生器「ポケットプラーナ」〉という宣伝コピーでした。

心にピンと来るものがあり、すぐに問い合わせ先である「生活活性研究所」に資料請求のハガキを送りました。

もともと潜在能力には人一倍興味をもっていました。それというのも、二十代後半に、しばらく潜在能力開発講座のトレーナーをやっていたことがあったからです。人間の隠された無限の能力を引き出す。なんと魅力的なことなのでしょうか。

私は、自分の中に隠れている未知なる能力を開発することに、それこそ寝食を忘れて取り組みました。数々の自己啓発セミナーに参加しました。自己啓発に関する書籍は片っ端から読み漁《あさ》りました。バイオフィードバックのカセットテープを擦り切れるほど聞き入りました。そんな試行錯誤の日々が脳裏をよぎり、何か懐かしいような感情が心の深いところから浮かび上がってくるようでした。

待つこと二、三日で、資料とカタログが届きました。

私が包みを解いて資料を読みふけっているときに、何と生活活性研究所から電話が入りました。驚いたことに、西海先生ご本人からの電話だったのです。

「カタログや資料だけではよくわからないでしょう。あなたのヒーリングにオルゴンエネルギーを取り入れたら、もっとすばらしい療術ができるのではないでしょうか。一度、オルゴンエネルギーを体験してみてはいかがでしょうか」という、願ってもない内容のお電話だったのです。

異存があろうはずがありません。その場で、お越しいただく日どりを決めていただきました。

約束の日、先生をお待ちしながらどんな風貌の方が見えるのか、あれこれ勝手に想像していました。やはり、宇宙エネルギーの発生装置を開発するような方だから、おそらく研究一筋の学者のような感じではないかしらと。

予想は見事に裏切られました。イメージは百八十度違う方でした。

ストライプのスーツ、派手なネクタイ、ロマンスグレーにパーマをかけた頭。思わず心の中で、「うわぁ、イメージと違う！」と思ってしまいました。

先生のお話は二時間くらいでした。

ガス事故で九死に一生を得られたこと。その時、宇宙エネルギー発生装置のおかげで後遺症もなく、奇蹟的に生還されたこと。ポケットプラーナの円滑化現象やその使用法、N式オルゴンボックスの開発物語など、どれも初めて聞く話で、私はただ驚きと興奮で、先生の話を十分理解することができませんでした。

しかし、同じ長崎出身者ということもあり、同郷のよしみではないでしょうが、なんだか昔から知っているような、不思議な懐かしさを覚えました。

第一印象とはずいぶん違って、笑うとかわいい目をする方なのだなと、お話の間中思っていました。

極め付けが、プレゼントしていただいたビーズと水とチューインガムでした。一見何の変哲もないものでしたが、オルゴンエネルギーが吸着されているということでした。半信半疑ながら、その場で試させていただきました。

まず、コーヒーや水の味が一瞬にしてマイルドに変化します。とにかく驚きました。理屈はどうあれ、目の前で起こった事実は認めざるを得ません。

この出合いがなければ、今の自分はなかっただろうと、けっしてオーバーでなくそう思います。何か、雑誌で広告を目にしてから、私の目の前に西海先生が現れ、サンプルでオルゴンエネルギーの体験をさせていただく。この一連の流れは、ずーっと昔、それこそ宇宙が始まってから決まっていたことではないのか、素直にそのように思えるのです。

「サンプルでいろいろ試してみてください」とおっしゃって、先生はお帰りになりました。

その後、我が家は大変なさわぎでした。家族全員でいただいたばかりの、オルゴンエネルギーのサンプルでいろいろ実験してみたのです。

「水」をちょっと垂らすだけで、水道水やコーヒーの味を瞬時にしてマイルドに変えてしまいます。

「ワンダービーズ」の上に、ほんのちょっとタバコを置くだけで、たちまち味をマイルドにしてしまいます。

「ガム」を噛んでから前屈をすると、体の硬いはずの父の両手が床についてしまう。

次々に起こる不思議な体験に、父も母も家内も、家族全員目を丸くして驚いてしまいました。

良いとわかったら行動が早いのが、我が家の特性。早速、翌日にポケットプラーナ三個、ワンダービーズ十個、サンプル二十個の注文を入れてしまいました。

このことが大きなきっかけとなって、私の中で眠っていた精神世界モードのスイッチがオンになり、一気に爆発したのでした。

それからは本屋に行くと、精神世界のコーナーの前に居座り、目を皿のようにして物色する日々が始まりました。「宇宙エネルギー」や「気」に関する本を片っぱしから買い、読みふけりました。

N式オルゴンボックスが我が家にやってきた

生活活性研究所をお訪ねした時のことです。

研究所は今ほど大きくなっていない頃のことで、作業場と応接室が一緒になっているような状態でした。

傍らの本棚には、精神世界関係の本がびっしりと並べられ、部屋の中央には大きな産業用N式オルゴンボックスがドンと置かれ、何か近寄りがたい威厳を放っていました。

先生にお願いして中を見せていただくことにしました。

フタを開けた瞬間、冷蔵庫の扉を開けたときのような、ヒンヤリとした冷気というか、研ぎ澄まされたエネルギーの束が放出されているような感じに直撃され、びっくりしました。

中には、水を入れた容器をはじめ、水晶のブレスレットやネックレス、洋服、お菓子、競輪選手の新品の靴まで入っていました。何だか、おとぎの国の宝箱か何かを見ているような不思議な感じでした。

これがどういうものなのか、西海先生からご説明いただきました。メビウスコイルの巻き方からN式オルゴンボックスの作り方まで、普通だったら企業秘密として絶対に口外しないようなことまでお話になるのです。話をうかがっているこちらの方が心配してしまったくらいです。

もう、私の頭はN式オルゴンボックスのことでいっぱいでした。

それから一ヵ月後、我が家に待望のN式オルゴンボックスがやってきました。この日からN式オルゴンボックスは我が家の家宝となっています。

我が家に訪ねてくる人、私が出会った人、だれかれとなくN式オルゴンボックスの話をしました。別に営業のためにとか、西海先生に恩義を感じているからとか、そんなことではないのです。もう、本当にN式オルゴンボックスがすごいのです。そのすごさをうまく表現できませんが、言ってみれば、「箱の形をした奇跡」という感じでしょうか。このすばらしさをみんなに話したくて話したくて、どうにも止まらないのです。

興味のある方からいろいろな品物をお預かりして、エネルギーを充填した品物をお返しすると、いろいろな反応が返ってきました。

「いろいろな不思議なことがおこるようになったんですよ」

「何だかわからないけど、強いエネルギーを感じることは確かです」

「体調がよくなりました」

「仕事がうまくいくようになりました」

感想はいろいろですが、良い反応しか返ってきません。とても紹介のしがいを感じました。

今も、私のヒーリング室の隣に置かれたN式オルゴンボックスは、中にセットした太鼓の音とともに、一年三百六十五日フル稼働してくれています。一生手放すことのできない、超優秀な私のパートナーです。

ヒーラー泣かせのオルゴン・ヒーリング

私は、ヒーラーとしての十二年間、良いといわれるヒーリング法はすべて試してきたといっても過言ではないでしょう。とにかく、現場で実際に使ってみて、その結果で判断すればいいのです。

西海先生から教えていただいて、私の指針にしている言葉があります。

「肯定してよければ、そのまま使い続ければいい。結果が駄目なら使わなければいい。否定しても、結果が出るなら取り入れればいい」

私は、昔から「肯定してよければ、使い続ければいい」という方針でやってきたように思います。おかげで、成功したケースが圧倒的に多いのです。疑いから入るのではなく、良いと言われるからには、何かそれ相当の理由があるはずだと思って使うのです。失敗したこともありますが、それはわずかです。失敗したときも、それはそれで何かを教えてくれます。誰かが言っていたように、「人生に無駄なことは一つもない」のです。

最初に先生をお訪ねしたとき、私は何も知らぬまま、「人間が入れるくらい大きいN式オルゴンボックスがあるといいですね」というような意味のことを申し上げたことがあります。すると、西海先生は、ドクターオルゴン21シリーズを開発し、製品化までしてしまったのです。

その後も「出張ヒーリングには、ドクターオルゴン21は重過ぎますよ」とか、「もっとお手軽な価格になりませんか」などと勝手なことを申し上げると、今度は、携帯用のドクトルサンテという製品を作ってしまわれるのです。

「どうして、こんなことができるんですか?」と素朴な疑問をぶつけたときに、先生のお答えは、「どうしたら、みんながビックリして、喜んで愛用してくれるかということをいつも考えている」ということでした。

どうも、西海先生のなかには、既成概念や固定観念がないようなのです。だから、一連のオルゴンエネルギー製品を開発することができるのでしょう。ヒーリング法に関しても、まったく今までにない発想をされるのです。

相談される方々は、病の苦しみから解放されたいという一心で、西海式オルゴン・ヒーリングを受けられます。なかには、ご自宅に持ち込んでヒーリング体験される方もいます。なんと言ってもすばらしいのは、全くの素人が、わずか二十分の説明でヒーリングができるようになってしまうのです。

ヒーリング体験をされた方は、嘘のように長年の苦しみから解放されたり、医者から見離されていたのにすっかり元気になったり、信じられない体験報告が、続々と私の手元に寄せられています。世間では奇跡に思われることも、ここではごく当たり前のことなのです。後ほどその一部をご紹介させていただきましょう。

しかし、次々と寄せられるヒーリング体験に、私自身複雑な思いがあります。長年にわたって、私がヒーリングの現場でやってきたものは、いったいなんだったのだろうと。今、私の前で、西海式オルゴン・ヒーリングを受けられて、すばらしい結果を出された方々に何が起こったのか。

現に、病に苦しんでいる人やそのご家族が聞きたいのは、「あなたの病気は、今の医療技術で治すことはできません」という冷酷な言葉ではありません。

「大丈夫、必ず元気になれますよ」

そんな希望が生まれるような言葉ではないでしょうか。

家族のためにも元気になりたい、人生を後悔しないためにもこの病気を治したい。そのような強い思いが波動となって、宇宙エネルギーと共振し、奇跡を起こしてくれる。こんなすばらしいことが、特別な人にではなく、ごく普通の人に次々と起こっているのです。

なんとすごいことなのでしょう。なんてすごい時代に私たちは生きているのでしょう。もっとすごいことは、このすばらしい体験を、極めて短時間の勉強会で会得でき、人に伝えることができるのです。自分と同じような奇跡の体験を分かち合うことができるのです。

こんなすばらしいことはないでしょう。

でも、よく考えたら、そうなったら、ヒーラーは要らなくなってくるんですね。

それは、いいことなのか、よくないことなのか。

もちろん、いいことなのです。

誰もが病気をヒーリングできるように指導させていただくのは、私のようなヒーラーの大事な仕事なのです。

今まで、私はただ病気からの解放、体不調の人を減らすことを目標に仕事をしてきました。

しかし、西海式オルゴン・ヒーリングに出会って、それは違うということがはっきりわかりました。私の仕事とは「プロのヒーラーをなくすこと」なのです。誰もがヒーラーになるお手伝いをすることなのです。そうなれば、人類の夢である無病社会の実現に向けて、大きな一歩を踏み出すことになるのではないでしょうか。

今、私は、毎日ワクワクしています。今まで、正直言うと体不調の方に会うのが嫌で嫌で仕方がないときがありました。そして、一日が終わるとガックリと疲れ、憂鬱《ゆううつ》な気分になるのもしばしばでした。

それは、病気を治そう、病人を減らそうと、傲慢《ごうまん》にも考え、力みかえっていたからだったのでしょう。

でも、今は違います。

毎日、体不調の方とお会いするのが楽しみになってきました。そう、この人達は未来のヒーラーなのです。病気の苦しみや悩みを誰よりもよく理解できる人なのです。この人達がヒーラーになったら、どんなにすばらしいだろう。

そんなことを考え、毎日ワクワクして、ヒーリングさせていただいています。

これもひとえに西海惇先生にお会いできたからこそと、心から感謝しております。

心と体と経済的に健康になりました

西海式オルゴン・ヒーリングを取り入れてから、私も私のヒーリング院もガラリと変わりました。まず、今までと比べようがないほど、結果がどんどん出るんです。相談者の方からもうれしい言葉をたくさんいただきました。

「長年のつらい痛みがスッキリとれた」

「体調がとてもよくなって、イライラしなくなった」

「目に見えて具合がよくなっていくので、家族の笑顔が増えた」

結果が出てくると、口コミで評判になるのか、ヒーリングを受けに来られる方が増えているのです。おかげで、当ヒーリング院が長年わずらっていた「金欠病」というやっかいな病を根絶することができました。西海式オルゴン・ヒーリングは、体不調の方を癒すだけでなく、ヒーリング院も癒してしまうのですから、たいしたものです。改めて宇宙エネルギーというものは絶大であることを再確認させられました。

生活活性研究所が展開しているボーテクリニックが、全国に広がっているのもうなづけます。

また、以前から研究されていたベッドが開発されたという連絡を受けて、私のヒーラーのグループを引き連れ、早速福岡を訪れました。そして、〝オルゴンスリーパー〟というベットを体験させていただいたのです。

皆、異口同音に「すごいですね。夢のベッドが開発されましたね」と感心するばかりです。見た目は、一見普通のベッドなのに、横になってみると、温熱装置もないのに温感があり、振動器もないのに体全体に波のような振動を感じます。さらに驚いたことに、体の細胞が揺り動かされて整っていくかのような微妙な感覚を覚えるのです。

試した人達の幾人かが体調が良くなったり、私に関しては、痛めていた手首がベッドを降りる時には治ってしまっているのです。

さらに驚いたことに、このベッドにはバイタルウェーブが付いていて、相談者の体不調に合わせて希望の波動が流せるということなのです。さっそく私のヒーリング院で使うことに致しました。

第四章
オルゴン・カラーヒーリング――奇跡の体験実話

［肺ガン］末期の肺ガンが手術しないで快癒した。

――S・Tさん　五十五歳　女性

夫を三年前ガンで亡くし、洋品店を営みながら三人の子供を育てています。

夫が亡くなった頃から体調が悪く、時折、胸が苦しくひどく咳き込んだりします。血痰が出た時には、さすがに嫌な予感がしたのですが寝込むわけにはいかず、気力だけで仕事を続けていました。

「おかあさん、お願いだから病院で検査して。悪いところがあるなら治して。

私は学校を辞めて、お勤めしてもいいんだから」と短大に通っている娘が心配してくれました。

そして、家事をやってくれるようになり、だいぶ楽になりました。

しかし、体調は日増しに悪くなり、微熱が続き、胸から肺にかけて痛みが増し、とうとう倒れてしまい、緊急入院となりました。

子供と私の実の弟が先生に呼ばれて、症状の説明がありました。

私が、「本当のことを言って欲しい。もしガンでも、あきらめずに治して見せるから」と言うと、長女が、肺がんですぐに手術したほうが良いことを話してくれました。覚悟はしていましたが、内心はやはりショックでした。

どうにか気持ちを切り替え、手術の日程が決まるまで一時帰宅しました。

帰宅した時、心配してくれた知人に医者の所見を話すと、ボーテクリニックのことを教えてくれ、手術を受ける前に行ってはどうかと勧めてくれたのです。

ボーテクリニックへ行き先生の説明を受け、ヒーリングを受ける決心がつきました。

胸と背中にボーテパックをしていただくと、痛みがスーッと引いていくようで、とても胸のあたりが楽になりました。

さらに、「光を悪いところに照射しますね」と言われました。照射していただくと、痛みも和らぎ、何とも言えないほど気持ち良くなりました。

ヒーリング五日目位に痛みが軽くなり、呼吸が楽にできるようになりました。通う度に体の調子が良くなって、ヒーリングを受けるのが楽しみになってきました。

通い始めて十日目位には、手術しなくても良い気になっていました。ただ、素人判断は怖いし、ボーテクリニックの先生も「病院の先生にご相談なさってから、先生のご指示に従われてはどうでしょうか」と言われ、その足で病院に行きました。

手術をやめたいという私の申し出に、ずいぶん当惑されている様子でした。「それでは、念のために検査をして、その結果で判断することにしましょう」と言われ、検査をしていただくと、なんとガンが小さくなっていました。

病院の先生は、「ガンは小さくなっているようですから、しばらく様子を見ることにしましょう」と、とても驚かれていました。

心の中で、「私はガンに勝った。絶対に良くなる」と叫んでいました。

子供たちが大変喜んでくれたのは言うまでもありません。

松果体

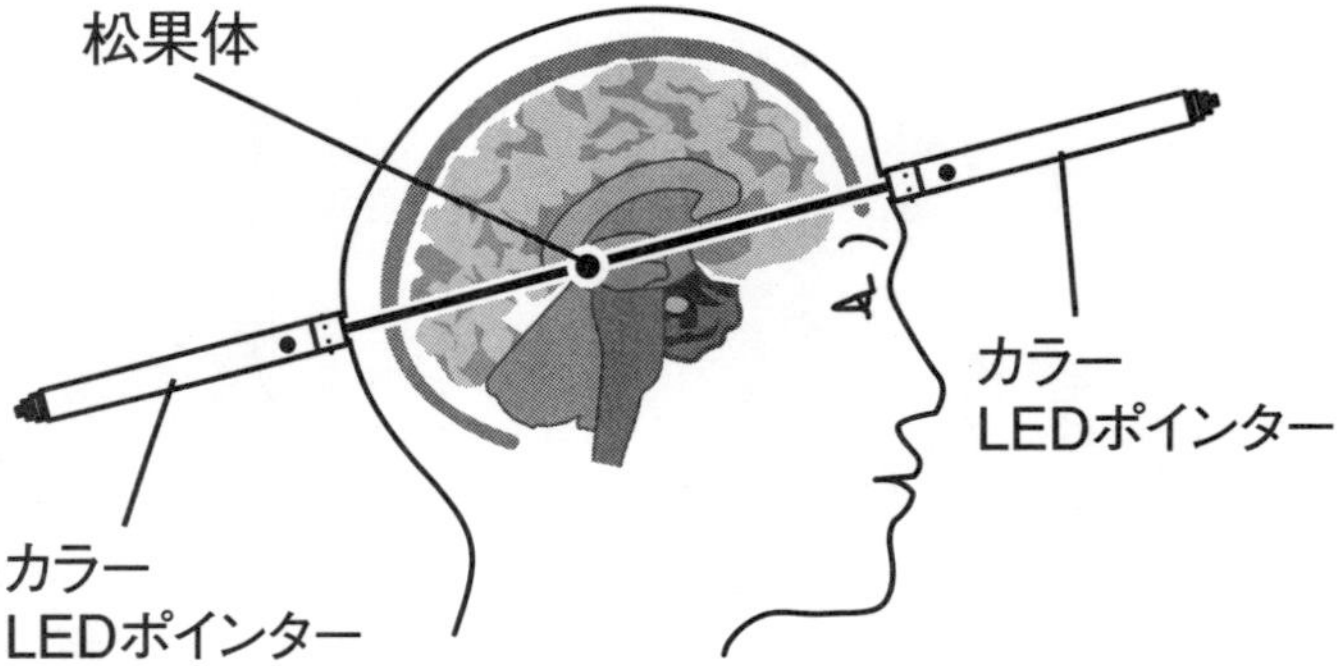

こんな奇跡が自分に起こるなんて不思議で仕方ありません。きっと、あの世にいるお父さんが、ボーテクリニックと出会わせてくれたのだと、素直に思えるのです。

ボーテクリニックの先生、そして、このヒーリングを開発された西海先生には、感謝しても感謝しきれるものではありません。一生ご恩は忘れません。

●ボーテクリニックより

ボーテクリニックに来られた時は、ご自分で立っていることも難しい状態でした。呼吸も大変苦しそうで、胸部と背中の痛みを訴えていました。

① まずバイタルウェーブ（六・六ヘルツ）に

ボーテパック

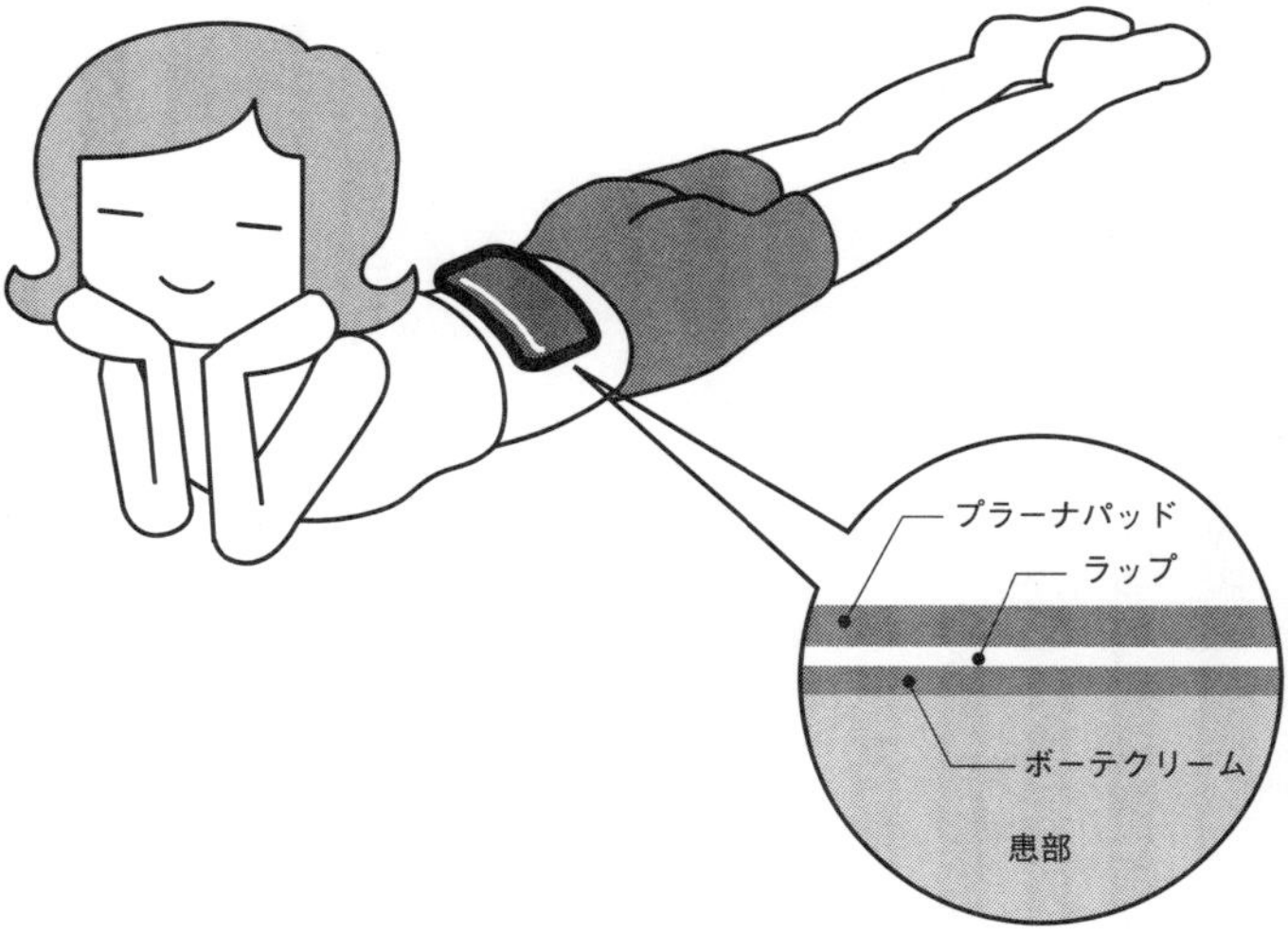

■使用方法

① お悩みの部分に、ボーテMNプラーナクリームを塗る。
② ラップで包む。
③ 電子レンジで温めた（1分30秒）プラーナパッドを置く（20分間）。

接続した二本のカラーLEDポインター〈白色〉を使い、額から松果体、後頭部から松果体へ挟みこむように照射しました。

② 次に、カラーLEDポインター〈白色〉で、各チャクラに照射して活性化させました。

③ 胸側と背中側にボーテパックを施しました。

④ 次に延髄から体不調部分にカラーLEDポインター〈黄緑色〉で

照射しました。

とても楽になられたようで、五日目には、「痛みが八割とれました」と言われ、十日後の病院の検査で、ガンの退縮が認められ、手術は中止になったということでした。

その後一カ月、毎日ヒーリングに来られ、かなりの回復が見られました。二カ月目からは、一日おきに来院していただいています。

〔腎臓病〕人工透析の心配がなくなり、ヒーリングで短期間に健康を回復

――E・Sさん　六十一歳　女性

私は、三十年近く食品関係の会社を経営しています。

二年ほど前から、心労と激務のせいなのか、尿に血が混じるようになりました。しかし、病院の検査も、仕事にかまけて行かずじまいでした。

そうするうちに、体調は悪くなり、しばしば仕事を他の人に任せるようになりました。熟睡できず、寝ても疲れがとれません。食欲もなく、手足が冷たく

てむくみもあり、体をぶつけたりすると、あざが残るようになりました。病院で検査を受けると、腎臓の機能が著しく低下していて、このままでは、いずれ人工透析が必要になることは間違いないというのです。とりあえず、病院でもらった薬を飲んではいましたが、体調はあまり良くなりません。

そんなおり、知人からボーテクリニックを紹介されたのです。

その方は、長年の腰痛・肩こりが、ほんの数回通うだけで治ったというのです。そこに通っている方で、慢性の腎臓病の人が元気になったという話も聞きました。

やはり人工透析は受けたくありません。とにかく、知人の言葉を信じてボーテクリニックに伺いました。

ヒーリングをしていただいている間、とても良い気持ちでした。

終わると体がずいぶん軽く、同時に手足の先がとても暖かくなって、なんだか自分の体ではないみたいな感じでした。

もう、うれしくなって、何とか仕事の調整をしながら、ボーテクリニックに通いました。

一カ月ほどボーテクリニックでヒーリングしていただいたあと、病院の検査に行きますと、先生は検査結果にしきりに首をひねっておられました。

「病院で出したものとは違う薬を何か飲みましたか？　一カ月前に比べてずいぶん数値が良くなっています。これなら、人工透析をする必要はないみたいですね」

そういって、不思議がっておられたのです。

まったく心配ない状態になるまで、ボーテ・ヒーリングは続けるつもりです。

●ボーテクリニックより

最初にボーテクリニックに来られた時は、ひどい冷えを訴えられました。

ヒーリングは、
① 両足甲と裏側からボーテパックを施し、さらに腹部と腰部にもボーテパックを、両方で十五分間施しました。
② まずバイタルウェーブ（七・四ヘルツ）に接続した二本のカラーLEDポインター〈白色〉を使い、額から松果体、後頭部から松果体へ挟みこむように五分間照射しました。

③　カラーLEDポインター〈緑色〉で足のツボ（腎愈・志室・三焦愈・気海・関元・中極・足三里・三陰交・陰谷）にそれぞれ一分ずつ照射しました。
④　患部に直接、カラーLEDポインター〈緑色〉で十五分間照射しました。

以上を毎日ワンセットにして一カ月間行いました。病院の検査の結果、人工透析の必要はなくなったとの報告をいただきました。

ご本人の希望は、全く心配がなくなるまでヒーリングを継続したいとのことです。

［五十肩］激痛の肩の痛みがその場で消えた

――K・Yさん　五十九歳　男性

農業に携わって四十年以上、最近はだいぶ機械化されてきたものの、やはり農作業が重労働であることに変わりありません。若い頃は、体力に自信がありましたが、五十の声を聞いた頃から、ガックリと体力の衰えを感じるようになりました。一年程前からは、特に肩が重く、寝ても痛みで熟睡できないほどになりました。病院の薬もあまり効果がなく、マッサージも調子がいいのは最初だけです。困り果てている時に、組合の親しい人から、良いクリニックがあるからと、紹介を受けました。今までにないヒーリングだということです。もしかしたら、痛みがとれるかもしれないと、騙されたつもりでクリニックを訪ねました。

確かに不思議なクリニックでした。待合室には、不思議な形を描いた絵が大小二つ飾ってありました。何だか、その場所の空気が、他とは全く違うのです。椅子に座っていても心からリラックスできて、肩も心なしか軽くなったような感じです。

待っている人も「ここの待合室はとても気持ちが良くて、居るだけで病気が治ってしまう気がする」と言っていました。自分の気のせいだけではなかったのです。

先生から、機器についての詳しい説明があり「これは、バイタルウェーブといい、体の悪いところに合わせて周波数の設定と、カラーLEDポインターの色を設定し、その光を照射し、痛みを和らげるものです。カラーには、体不調の痛みを和らげたり、癒すことができます。そのヒーリング法は数百年の歴史を持っていて、医療先進国のドイツやアメリカではすでに活用されているようです」ということでした。

ボーテパックをしていただくととても気持ちが良く、今まで痛くて緊張していた上半身の筋肉全体が、リラックスして緩んでくるのが自分でもわかります。

そして、バイタルウェーブによるヒーリングを受けました。

どの位たったのでしょうか、気持ちの良さにウトウトとしていたようです。

ヒーリングが終わると、「肩を動かしてみてください」と言われる先生の指示に従って、肩を少しずつ動かすと、痛みが軽くなっているのがわかります。

「それでは、肩をグルグル回してみてください」今までそんなことをしたら痛くてどうしようもなかったのですが、肩が軽くなり、スムーズに動くのです。

いったい今までの、あのひどい痛みは何だったのだろう？　と不思議でなりません。ずっと背負っていた荷物を急に外されたような、そんな気分です。

肩は三回のヒーリングでほとんど痛みがとれましたが、ここのクリニックは、また来てみたくなるような、不思議な雰囲気をもった所です。

●ボーテクリニックより

来られた時は、右肩が激痛のためほとんど動かせない状態でした。痛みで夜も眠れず、顔色もずいぶん悪く、立っているのがやっとという感じでした。病院の診断は「五十肩」ということでした。

① 肩に手を当ててみると熱を感じたので、アイスノンで冷やしながら、バイタルウェーブ（六・六ヘルツ）に接続した二本のカラーLEDポインター〈白色〉を使い、額から松果体、後頭部から松果体へ挟みこむように照射しました。

② 体不調部分にボーテパックを二十分施しました。

③ カラーLEDポインター〈黄緑色〉を体不調部分に十分間照射しました。

ヒーリング後、「肩が軽くなりました」と、ご本人は大変驚かれていました。

その後、三度の通院で、痛みはほとんどなくなったと言われ、喜んでいただきました。

［腰痛］［関節痛］長年の悩みからの開放！

――T・Iさん　六十代　男性

若い頃、家業の酒屋で重いものを運んでいたことが影響したのでしょうか、左の膝から臀部《でんぶ》にかけての痛みがひどくなりました。この頃は、立ったり座ったりが辛くなり、歩くのも億劫《おっくう》になってしまいました。

人に勧められるまま色々と試してみましたが、効果はあまりありませんでした。

こんなに痛みがひどくなってしまっては、何のために生きているのかわからなくなってしまいました。

仲のいい囲碁仲間の息子さんから、「変わったクリニックがあって、そこでムチ打ちの後遺症がすっかり治ってしまったから、一度行ってはどうですか」とボーテクリニックを紹介していただきました。

善は急げとばかりに、その日のうちにクリニックを訪ねました。

院長は、若くて大変気さくな方で、話を伺っているだけで痛みが軽くなるようでした。

このクリニックは確かに変わっていました。待合室に入った瞬間に、空気が違うと感じました。空気が軽く、暖かく、優しい感じがするのです。普段は、じっとしていても、腰や膝辺りに鈍い痛みを感じるのですが、この待合室で待っている間は痛みをあまり感じないのです。内心「どうしてだろう?」と思いました。待っている間に、ヒーリングへの期待が、「絶対治る」という思いに変わってきました。

バイタルウェーブという機器を使ったヒーリングを、三十分位していただきました。

「さあ、ちょっと立って、ゆっくり歩いてみてください」

先生に促されて、そっとベッドから降りて歩いてみると、体全体が軽くなり、歩いても少しも痛みを感じません。痛いところを押してみましたが、痛みがないのです。短時間で、あんなにしつこかった痛みを消してしまうなんて、まるで魔法のようです。

私は家でクリニックの先生のことを魔法の先生と呼んでいます。クリニックに行く時は「魔法の先生の所へ行ってくる」と言って出かけます。

痛みは一回でほとんど消えてしまいましたが、用心のため、三日に一度は行くようにしています。通っているうちに、体がどんどん元気になっていくのを感じます。

遊び仲間からも、「最近元気だけど、何をやっているんだい?」と聞かれますので、クリニックのことを教えています。この頃では、私の知り合いの溜まり場になっています。

おかげで、今は、元気に旅行に出かけたり、盆栽や囲碁を楽しんでいます。

●ボーテクリニックより

ボーテクリニックに来られた時のご本人の申告によれば、左の膝関節の不調と臀部から左大腿部にかけての不調を訴えておられました。歩くこと座ることも、かなり辛そうでした。

① バイタルウェーブ（八・四ヘルツ）に接続した二本のカラーLEDポインター〈白色〉で額から松果体、後頭部から松果体へ挟みこむように照射しました。

② 次に、体不調部分に「バンブーすくわらん」を満遍なくスプレーし、水晶プローブを装着したカラーLEDポインター〈白色〉で、肩から背中、腰、左臀部、左膝

裏の順に約二十分間、照射しました。最後に、左膝前より五分間照射しました。

来院時の不調はほとんど消えたと、喜ばれました。

［頚椎症《けいつい》］病院で治らなかった慢性の痛みが在宅ヒーリングでとれた

――S・Nさん　七十代　男性

昔から首がいくぶん右に傾き、慢性の痛みがありました。若い頃の交通事故の後遺症か、柔道のせいか、あるいは工事現場の肉体労働のせいか、原因はわかりません。おそらく、それらすべてでしょう。

最近、痛みが増し、時折夜中に痛みで目が覚める程です。首の痛みが肩から背中、そして腰におよび、専門病院に行くと、診断は中度の頚椎症でした。

ヒーリングのため、病院、民間療法、色々な鎮痛剤や湿布薬など、あらゆるものを試しましたがどれも改善にはつながりませんでした。

最後の砦《とりで》として、噂に聞いていたボーテクリニックに飛び込みました。

ボーテパックを施され、カラーLEDポインターで、丹念に背中に光をあてていただきました。体がほかほかと温まって、とても気持ちが良く、いつの間にか眠ってしまいました。

ヒーリングが終わると、痛みはすっかりとれてしまいました。

早く良くしたいので、機器を購入し、在宅ヒーリングをすることにしました。毎日、教えていただいたヒーリングを行っています。冬場には、多少痛みが出るものの、ヒーリングすれば、すぐに痛みはなくなります。

私にとって、バイタルウェーブとボーテパックは欠かせないものになりました。先生が、「このマシーンは、いろいろな活用法があって、オルゴンマットやミステリーピクチュアと組み合わせると、それらのパワーが格段にアップするんですよ」とおっしゃいます。

早速試しました。バイタルウェーブにつないだオルゴンマットは全体が暖かくなって、その上に横になると痛みがなくなり、活力が湧いてくるようなのです。食欲は旺盛になり、良く眠れ、前日の疲れが少しも残りません。肌のつやが良くなり、白髪が黒っぽくなってきたり、新しい毛がはえてきたりと、どうも体全体が若返ってきているようなのです。

まわりから、「近頃、とても若々しくなりましたね」と言われるようになり、自分でもこの調子なら百歳までも生きられるような気がしています。

また、バイタルウェーブにミステリーピクチュアを接続して飾っておくと、部屋全体が浄化され、悪いことが避《よ》けていくような気がします。

クリニックの先生と開発者の西海先生には、本当に感謝しています。

●ボーテクリニックより

病院で頚椎症と診断され、来院されました。それまで、さまざまなヒーリングを試みられたそうですが、いずれも効果はなかったと言われました。「ここが最後の砦と思ってまいりました」と悲痛な面持ちで言われ、責任重大だとやや緊張しました。

① まずバイタルウェーブ（七・四ヘルツ）に接続した二本のカラーLEDポインター〈白色〉を使い、額から松果体、後頭部から松果体へ挟みこむように照射しました。

② 次に、ボーテパックを施し、カラーLEDポインター〈緑色〉で延髄《えんずい》を二十分間照射しました。

ヒーリング後は、かなり楽になられた様子でした。

ご希望で、在宅でヒーリングしたいとのことで、ヒーリングセット一式をご購入いただきました。その後、自宅で毎日熱心にヒーリングされているということでした。

来院される度に、元気になられています。


【坐骨神経痛】在宅ヒーリングで持病の神経痛が快癒した

――K・Aさん　四十一歳　女性

アパレル関係の会社で事務の仕事をしています。一日中パソコンの前に座りっぱなしのため、肩こりもひどく、背中全体に常時痛みがあります。四十代になり、辛さが増し、仕事への集中力も、効率も落ちてきました。

病院で診てもらうと、坐骨神経痛ということでした。治療も受けましたが、なかなか症状は改善しません。

そんな私を見かね、同僚のS子さんが、ボーテクリニックを紹介してくれました。S子さんは、不思議現象とか精神世界が好きで、よくそんな本を読んでいます。彼女がボーテクリニックのことを紹介してくれたときも、「気」や「波動」とか、「オルゴンエネルギー」だとか、難しい言葉を使ってヒーリングの説明をしてくれました。そういう説明は、私にはよく理解できなかったのですが、彼女が言った「以前は私もひどい肩こりで、吐き気がする時もあったのに、一回のヒーリングで、痛みが嘘みたいに消えたんですよ」という言葉に影響され、ボーテクリニックに伺いました。

行った時の状態は最悪で、痛みと、足の痺れもありました。会社からクリニックの距離のなんと長かったことか。

清潔で、リラックスできるいい雰囲気。気さくな先生。私はいっぺんにクリニックが気に入りました。症状をひととおり聞いてくださった先生は、「たぶん、帰りには痛みがなくなっていると思いますよ」とニコニコしながら、ヒーリングの説明を一通りしてくださいました。

ヒーリングにはいると、まずバイタルウェーブのカラーLEDポインターで、額のところから松果体に向けて光があてられました。すると、体から力がスーッと抜け、体全体が温かくなってくるのです。先生のご説明では、筋肉の緊張が解け、同時に血液の循環が良くなるとのことでした。さらに、カラーＬＥＤポインターで、背中から腰にかけて、光が二十分程まんべんなく照射されました。

先生の「はい、ヒーリングは終わりました」という声が聞こえ、気がつくと痛みはすっかり消えていました。短時間に痛みが消えたのが、とても不思議でした。しかし、また痛んだとき、何度も通うには遠距離で、たびたびは通えません。そこで、先生にご相談すると、「このヒーリングはヒーリングマシーンが一式あれば、誰でも簡単にできるんですよ」と言われました。これだけの機器なら相当高いのではないかと価格を伺いました。この種の機器にしては安いと思われる金額でしたので、ボーナスの残りで思いきって購入することにしました。

それから、家で毎日ヒーリングしています。おかげで、痛みはまったく出なくなり、体調がとても良くなりました。

その頃から、何だか良いことばかりが起こるような気がします。臨時収入は入ってくる、人間関係が良くなる、彼氏からプロポーズを受けるというように、ボーテクリニックに行ったのをきっかけにして、人生が大きく好転しているようなのです。

ボーテクリニックの先生にお伺いすると、「このヒーリングのすごいところは、体だけでなく、人生の悪いところまで良くしてしまうようですね。あなたは、素直にこのヒーリングを受け入れることができたので、人生も良い方向に進んできたのかもしれません」と、おっしゃいました。

その後、一カ月に一度、経過をみていただくために、ボーテクリニックに通っています。私の話を聞いて、わが社にもボーテクリニックのファンが増えてきました。

●ボーテクリニックより

ボーテクリニックに来られた時の症状は、本人の申告によれば、腰から右臀部、右大腿部から右膝、足にかけて、痛みと痺れがあるとのことでした。右足を引きずるようにヒーリング室に入って来られました。

① まずバイタルウェーブ（九・九ヘルツ）に接続した二本のカラーLEDポインター〈白色〉を使い、額から松果体、後頭部から松果体へ挟みこむように照射しまし

た。体の緊張が解け、血流が活発になったようだと言われました。

② 腰から足の裏まで、全体にボーテパックを二十分間施し、その後カラーＬＥＤポインター〈青紫色〉で、脊椎、腰部、下肢の順に二十分間照射しました。

ヒーリング後、体不調はほぼ快癒されました。ただ、ご自宅が当院と遠距離のため、在宅ヒーリングを希望されたのでヒーリング方法を説明し、ヒーリングセット一式をご購入いただきました。

なお、経過を確認するために一カ月に一、二度は来院していただくことになりました。

〔膀胱炎〕長年の痛みから救われる

――Ｈ・Ｗさん　六十一歳　女性

農業と漁業を兼業している家系で、重労働の日々でした。今でも現役で働き、家事もしています。三年前から息子の嫁も手伝ってくれていますが、私の性格のせいか完全に任せることができず、今も仕事と家事の両方をやっています。

そのせいか、若い頃から膀胱炎を患い、何度もつらい思いをしてきました。その度に病院に行き、薬物療法を受けてきました。

歳のせいか疲れがひどく、一晩寝ても疲れが残ります。腰痛と、右肩の激痛に悩まされていました。某社の治療器を使っていますが、最初程の効果はなく、困り果てていたところ、近くに新しいヒーリングをするボーテクリニックができたと聞き、早速飛んでいきました。先生が若いきれいな女性だったので、なにか頼りないような気がしました。それに、バイタルウェーブという初めて見る機器を使っているようなので、本当に大丈夫なのか心配になりました。

しかし、ヒーリングを受けると、以前よりもだいぶ楽になってきました。

ヒーリング後しばらくすると、また少し痛みが戻ってきましたので、ボーテクリニックに行って再びヒーリングをしてもらいました。二、三日おきに一カ月程通うと、痛みはほとんどとれてきました。

それ以来、ちょくちょく寄せていただいています。体の具合が悪い時だけでなく、命の洗濯とでも言うのでしょうか、特に悪いところがない時でもヒーリングしてもらいます。

そうすると、しばらくは安心して、元気に働くことができるのです。

ボーテクリニックが私の元気の素なのです。本当にありがたいと思っています。

●ボーテクリニックより

「膀胱炎の痛みがひどいんです」とヒーリングに来られたのが、最初でした。

① まずバイタルウェーブ（八・四ヘルツ）に接続した二本のカラーＬＥＤポインター〈白色〉を使い、額から松果体、後頭部から松果体へ挟みこむように照射しました。

② 次に腰部にボーテパックを施しました。

③ さらに、腰部に「バンブーすくわらん」をスプレーして、水晶プローブを装着したカラーＬＥＤポインター〈白色〉で二十分間照射しました。

一回で、不快部分が楽になられ、一カ月のヒーリングで「腰の不調はほとんどなくなりました」と言われました。

その後は、定期的にボーテクリニックに来られ、その都度不調の個所をヒーリングすることにしています。

来院されるようになってから、最初の頃に比べてずいぶんお元気になられた様子です。今では、ボーテクリニックに、ストレス解消と気分転換を兼ねてお見えになられます。

[便秘] 頑固な便秘が解消して、仕事も体も快調になった

――S・Aさん　五十五歳　女性

十年ほど前から、小さいフランス料理のお店をやっています。昔から、肩こりに加え便秘もひどく、一週間くらいお通じがないことはざらにあります。便秘薬は腹痛を起こしたりして、どうもスムーズなお通じにつながりません。肌の吹き出物はひどいし、いつもお腹の中に鉄の塊を飲んでいるようで、辛くて仕方ありません。病院に行って下剤をいただいたりするのですが、辛くてあまり強過ぎると仕事に差し支えてしまいます。

困り果てた時、知り合いの方にボーテクリニックを紹介していただきました。その時は七日間の便秘で、お腹はカチカチになっていました。

ヒーリングを受けるとお腹の調子が良くなり、翌日には少しお通じがありました。集中的にヒーリングしようという先生のお話で、十日間連続でヒーリングを受けました。

ヒーリングは大変気持ちよく、お腹が少しずつ軽くなってくると、頭痛や肩こりが楽になってきました。ヒーリングを始めて一週間目に、お腹が痛んだと思うとすごい便意が襲ってきて、ビックリするほど大量の排便をすることができました。お腹の中にこれほどの量が溜まっていたのかとビックリしました。さらに三日後、再び大量の排便があり、体が羽根のように軽くなったようでした。出っ張っていた下腹がペチャンコになり、肩こりもすっかり消え、肌も見違えるほどきれいになりました。

体調が良くなると、仕事もがんばれます。店の料理の味がぐんとおいしくなったと評判になりました。

ボーテヒーリングは家でもできるということで、ワンセット購入し、使用方法を教えていただき、家でもやるようにしています。

体調が良くなったおかげでしょうか、商売の方も順調です。

●ボーテクリニックより

最初に来院された時は、便秘と肩こりがずいぶんひどいと言われていました。他人ごとながら、よく我慢できているなと思われるほどでした。

① まずバイタルウェーブ（五・四ヘルツ）に接続した二本のカラーLEDポインター〈白色〉を使い、額から松果体、後頭部から松果体へ挟みこむように照射しました。

② 次に、カラーLEDポインター〈白色〉で全身のチャクラを活性化しました。

③ 体不調部分に「バンブーすくわらん」をスプレーして、水晶プローブを装着したカラーLEDポインター〈白色〉で延髄・肩・腹部の順に二十分間照射しました。

かなり症状が重かったので、十日間連続で集中してヒーリングしました。

肩こりと便秘はほぼ解消できました。それからは週に二回通っていただくことにし、家でも、ご自分でヒーリングされています。

肌も見違えるほどきれいになり、初めて来院された時より五歳以上若返られた感じです。

［ぎっくり腰］ぎっくり腰の痛みが一回のヒーリングで消失

――T・Yさん　六十二歳　男性

私は、自動車会社の積載車の運転手を長年やっています。ある日積載のため、ワイヤーを引っ張ったときにぎっくり腰になってしまいました。とにかく痛くて、まともに歩けないくらいです。同僚にボーテクリニックを勧められ、すぐに電話で予約しました。

ボーテクリニックに一歩足を踏み入れると、空気が澄んだ感じです。ヒーリングルームのベッドに、何とか痛いのを我慢してうつ伏せになりました。お腹にプラーナパッド、腰部にボーテパックを二十分していただきました。その後、「光を照射しますね」と言われ、痛みのある所に光があたると、皮膚の深部が温かく感じました。

ヒーリングが終わると、先生から「ちょっと、立ってみてください」と言われ、恐る恐る立ってみました。すると、あんなに痛かったのが嘘みたいに痛くないのです。歩いても痛くありません。

念のために、次の日も同じヒーリングを受けると、完全に痛みはなくなりました。不思議なヒーリングだなと思いましたが、その効果はすばらしいと思いました。

先生本当にありがとうございました。

●ボーテクリニックより

T・Yさんへのヒーリングは、次のように行いました。

① まずバイタルウェーブ（九・九ヘルツ）に接続した二本のカラーLEDポインター〈白色〉を使い、額から松果体、後頭部から松果体へ挟みこむように五分間照射しました。

② 次に腹部にプラーナパッド、腰部にボーテパックを二十分間施しました。

③ 腰部にカラーLEDポインター〈青紫色〉を、照射しました。

④ 腰部に「バンブーすくわらん」をスプレーし、水晶プローブを付けたカラーLEDポインター〈白色〉で約二十分間照射しました。

一度のヒーリングで「ほとんど痛みがなくなりました」と喜んでいただきました。

現在は、予防のため、週に一回のペースでボーテクリニックに見えています。

［変形性膝関節症］私にも治せた！

——Ｎ・Ｉさん　六十九歳　男性

長年の無理がたたったのか……。平成十三年の春に、急に右足に激痛がはしりました。痛みは日に日に増してゆき、病院では「変形性膝関節症」と診断されました。進行状態には、「正常・初期・中期・後期・末期」があるとのことです。私は中期だと言われました。膝の関節に水が溜まって浮腫があり、立ったりしゃがんだりしたとき、ひざの関節が痛くなります。

治療法としては、温熱療法、薬物療法、軟骨療法、装具療法、ステロイドホルモン関節内注射などがあるそうですが、私の場合ステロイドホルモン関節内注射をすることになりました。

この注射は、あまり多く打つことはできないということでした。一週間に一度、病院で、この注射を打ってもらえば回復するかもしれないと思いました。

しかし五回目の注射を終えた頃、前よりも痛みがひどくなり、正座もできないほどに悪化してしまったのです。

その後、病院を変えてみたものの良くなることはなく、このまま痛みをこらえながらの生活が続くのかな……、とあきらめかけていた時に、平成十三月十一月、私の足を心配した弟から、ボーテクリニックを紹介されたのです。

一目散にボーテクリニックに行き、私の膝の症状を話しました。すると先生は、「膝を治すには根気が必要ですが、一緒にがんばりましょう」と言われ、バイタルウェーブとボーテクリームの説明をしていただきました。

歩く事が困難なため、在宅ヒーリングを教えていただくことにしました。そして、在宅ヒーリングを始めて二、三日後から、みるみるうちに効果が現われました。歩行すら困難であった日々が嘘のようで、正座も楽々とできるようになりました。これから先も、ずっとこの在宅ヒーリング続けて、毎日楽しく過ごしていきたいと思っております。

ボーテクリニックの先生、開発者の西海先生に、この場を借りてお礼を申し上げます。

［難病］奇跡の回復力に驚きました

——Ｉ・Ｔさん　二十九歳　女性

私の九歳になる娘の体験です。生後三カ月の時に、ひきつけをおこし、それから数カ月の間、三度ほど症状が出て、入退院を繰り返していました。

幼稚園のとき、顔面神経痛になり、小学一年生の冬に急に足が立たなくなり、病院で検査をしても原因がはっきりせず、入院しても治療の方針が立たずに退院しました。

そして、今年の三月に体中の力がなくなり、立ったり座ったり、しゃべることさえも出来なくなったのです。

再び病院で検査してもらっても、脳にも血液にも異常は見られず、原因不明とのことでした。考えられる病名としては「急性小脳失調症」「多発性硬化症」とのことでしたが、どちらも完全に当てはまらないと首をかしげておられました。念のためにとホルモン関係の薬を出されました。

実は私の姉が、ボーテクリニックを開設しております。そこで姉に相談したところ、自宅でヒーリングをしてみてはどうかということで、バイタルウェーブとボーテクリームを一式購入することにしました。

温めたプラーナパッドを胸、お腹にあて、ボーテパックを背中、腰に十五分位施すと、汗をびっしょりかいて、脇、肋骨、腰下が赤く反応していました。脳に刺激を与えるために、百会にカラーＬＥＤポインター〈赤色〉をあて、周波数を色々なヘルツで試してみましたが、あまり効果はありませんでした。

すると姉より、バイタルウェーブを三角波の六・九ヘルツ、カラーＬＥＤポインターを緑色に設定するよう指導され、ヒーリングをしました。すると、劇的な変化がおこり、自分でなんとかベッドから降りたり上がったり、欲しい物を言葉で言えるようになりました。

四日目と五日目も同じヒーリングを行いました。すると、微細な身体の揺れが止まり、つかまり立ちが出来るようになりました。また、箸を使って小さい物がつかめるようになりました。

六日目、自分で階段の手すりにつかまりながら、上れるようになりました。

七日目、何も持たずに一メートルほど歩け、よほど嬉しかったのか、一日中歩く練習をしていました。

八日目の朝、自分でトイレに行けるようになっていました。

この日病院に行った所、先生は回復の早さに驚かれ、不思議そうにしておられました。そして、症状が出て十三日目には完全に元に戻り、何事もなかったように過ごしています。

毎日バイタルウェーブ・ヒーリングを行い、病院から出された薬は二回しか服用していません。また、以前よりも症状が重かったにも関わらず、軽癒していくのが信じられないほどの早さでした。発病して一カ月ですが、今では走り回り、飛び回り、おしゃべりも盛んです。

このバイタルウェーブ・ヒーリングは本当に奇跡です。ありがとうございました。

［インフルエンザ］インフルエンザが楽に！

——M・Aさん　三十五歳　主婦

息子のクラスでインフルエンザが流行し、息子も夜中に四十度まで熱が上がりました。びっくりして病院に連れて行くと、「薬を飲んで安静に寝かせてください」と言われ、その通りにしていましたが、何日かたっても三八度から熱が下がりません。

つらそうな息子を見るのがかわいそうで、何かしてあげられないかと考えて、いつも自分の調子が悪い時にしていたボーテパックとバイタルウェーブのヒーリングをすることにしました。インフルエンザや高熱に使用したことはありませんでしたが、部屋を暖かくしてヒーリングしてあげることにしました。

背中にボーテパックをし、冷めると温めなおしました。そして、バイタルウェーブ（九・九ヘルツ）のカラーＬＥＤポインター〈青紫色〉で、頭から背中に照射しました。三十分位すると、からだ中汗をびっしょりかいています。着替えさせ熱を測ると、三六度九分に下がっていたので、息子と顔を見合わせびっくりしました。

ヒーリングを始めてからの回復力は目に見えて速く、喉の痛みには私が教えたバイタルウェーブ（六・六ヘルツ）のカラーＬＥＤポインター〈黄緑色〉で光を自分であてていました。

「頭痛もとれ、体が軽くなった」と言っていました。その後、二日間ヒーリングを続けたところ、どんどん回復するのがわかりました。ヒーリングを始めて三日後の朝は、いつも通り元気に「おはよう！」と起きてきました。

これからも熱が出た時は、すぐにでもヒーリングをしてあげようと思いました。


［椎間板ヘルニア］会社の製品が私を救った！

——N・Yさん　三七歳　女性

私は生活活性研究所で、事務をしています。以前、健康器具の使い方を誤って、椎間板ヘルニアになってしまいました。病院で検査していただくと、本来なら手術が必要なのですが、神経を切ってしまう恐れのある部位だと言われました。手術はできず、入院して安静にするしかありませんでした。

一カ月近くたっても改善する兆しもなく、痛みもとれないので自分の意志で退院しました。

会社を一カ月も休職し、このままでは迷惑がかかると思い、退職を決意しました。痛みをこらえながら、退職届を出しに会社に行きました。すると、西海先生が「バイタルウェーブとオルゴンマットを使ってみないか」と貸してくださいました。早速、タクシーで持ちかえり、その夜一晩使用したところ、なんと翌朝にはほとんど痛みがとれているのです。

会社に寄せられる体験談をよくお聞きしては「すごいな」と思っていたのですが、自分の身にも起こるなんて、ほんとうに感激致しました。早速、退職届を撤回させていただきました。

以前よりももっと、仕事が楽しくなり、お客様から何か質問されても、自信をもって答えています。

[膠原病] 激痛が奇跡的に改善された

——T・Hさん　六十六歳　女性

私は、六十歳になるまで某病院の婦長を勤めておりまして、退職と同時に、故郷の九州へ帰ってきました。しばらくすると、原因不明の症状におそわれて、大学病院へ診察を受けに行ったところ、膠原《こうげん》病だと言われました。先生から治療の説明があり、今は、これ以上悪化しないように、痛みを抑えていく治療方法をとるしかないということです。そこで、ステロイド療法をすることになりました。

そんな時、「〝気〟驚異の進化」という本を読んで非常に興味がわき、生活活性研究所の施術院（現ボーテクリニック総本部）を訪ねました。そこで、ヒーリングができるという機器を見せられ、説明を受けました。

西海先生の説明には説得力があり、ヒーリングを受けてみようと決心致しました。最初はちょっとでも触られると痛かったのですが、ヒーリングを二、三回受けた後、痛みが十～二十パーセント改善されました。四回目のヒーリングを受けた頃から、私にとっては奇跡と思えるような体の変化がありました。

以前は、まっすぐ立って歩くだけでもかなりの痛みがあり、立ったり座ったりする時、激痛がはしっていました。しかし、まず足を引きずらなくても歩けるようになりました。姿勢を変えるときの苦痛もかなり改善したのです。そして包丁やお箸が持てないほどだった手の痛みがやわらぎ、日常生活ができるようになりました。

二カ月間は週に二回通い続けました。その後は、月に二、三回程度のヒーリングを四カ月間受けると、痛みがほとんどとれ、安心してあちこちに旅行できるほどになりました。

最初通院していた大学病院に診察に行くと、先生が「昔の薬が今ごろ効いたのかな？」と、びっくりされていました。

私がヒーリングを受けた機器は、最近発売されたバイタルウェーブの前身だと聞きました。現在は、施術院はボーテクリニックとなり、ボーテクリームやプラーナパッドも発売され、愛用者の一人になっています。

［ヘルニア］ヒーリングであっという間に痛みがとれた！

――T・Mさん　三十三歳　女性

長年、腰痛に悩まされていました。中学生の時、尾てい骨を木のベッドに激しくぶつけてから寒くなると激痛が走るのです。それが原因なのか、二年前から、腰痛と足の痺れがひどくなり、ほとんど動けない状態になることが頻繁《ひんぱん》でした。最初に行った病院の診断はヘルニアということで、リハビリを勧められました。

それから、数件の病院、整骨院、整体院をまわりましたが、この痛みをとってくれるところはありませんでした。

だんだん痛みがひどくなり、ある晩激痛がはしり、友人に助けを求めました。その友人が生活活性研究所を紹介してくれ、すぐに連れて行ってくれたのです。そして、生活活性研究所直属のボーテクリニックでヒーリングをしていただく事になりました。

その日は日曜日なのに、西海先生が事務所を開けて待っていてくださいました。痛みがひどく、腰を伸ばすことができず、そのままベッドに倒れこむように横たわりました。特に問診はなく、すぐにヒーリングにはいりました。

最初は正直言って、「波動」や「気」というものでこの痛みがとれるなんて思っていませんでした。しかし、ヒーリングを四十分していただくと、なんと普通に歩けるほどになっていたのです。

こんな体験は初めてなので、自分ではなぜ痛みがとれたのか不思議でした。しかし、激痛がとれたことは嬉しくてたまらず、笑顔がこぼれるほどになり、連れてきていた五歳の娘の手をひいて、元気に帰れたのです。

その後は、自宅で遠隔ヒーリングをしていただくことになりました。さらに、オルゴンマットを敷いて寝ることを勧められました。

わずか三日間位で完璧に痛みはなくなりました。

その時のことが縁で、生活活性研究所の仕事をするようになりました。腰痛の痛みには泣きましたが、それがきっかけで、とてもありがたい出会いになりました。

※ペースメーカーなどの植込式医用電子機器をつけられている方は、原則としてポケットプラーナ、バイタルサイン、オルゴンスリーパーなどのご使用はできません。
※ご紹介致しました体験談は、ご本人の感想であって効用ではありません。ボーテクリニックの主旨は、治療ではなく自然治癒力を高めることです。あくまでも、病気に関しては病院の先生と相談されることをお勧め致します。

疾患別の《照射周波数》と《波動エネルギー》

病名	照射周波数(Hz)	波動エネルギー色	関連照射部位		
			カイロ	経絡	チャクラ
アトピー性皮膚炎	6.6	黄緑	頚椎6,7番	1、3、5、6	4、7
アレルギー性鼻炎	6.6	黄緑	頚椎3番	1、2、7	4、5、6
胃けいれん	6.	黄緑	頚椎4番	6、10	3
胃弱	5.4	赤	胸椎5～7番	6、10	3
関節炎	8.4	青紫	体不調部分に照射	5～7、11	1～3
感冒	9.9	青紫	胸椎1,3,4,5,8番	1、2、10	4、5
気管支炎	7.4	緑	胸椎3番	1、2、4	4、5
ぎっくり腰	9.9 5.4	青紫 赤	腰椎1～5番 仙骨	5、6、7	1、2、3
気管支炎	7.4	緑	胸椎3番	1、2、4	4、5
傷	6.6	黄緑	体不調部分に照射	体不調部分に照射	1、6、7
血液循環	5.4	赤	頚椎7番、胸椎2番	8、9	4
五十肩	6.6	黄緑	頚椎6,7番 胸椎1,2番	1～4、7、12	4、5、7
高血圧	8.4	青紫	胸椎1番	5、7、9	3、4
坐骨神経痛	9.9	青紫	腰椎4番	4、5、7、12	1、2
痔疾	6.6 5.4	黄緑 赤	腰椎4,5番	1、2	1、3
自律神経失調症	7.4	緑	頚椎1番	13、14	7、6、5、4
腎臓病	7.4	緑	胸椎10～12番	5	3
肺がん	6.	黄緑	体不調部分に照射	1、2	4
疲労	6.6	黄緑	腰椎1、2番	6	1、3
ヘルニア	6.6	黄緑	腰椎4番、仙骨	5～7、10～12	1、2
便秘	5.4	赤	腰椎1、2、4番	1、3、4、6、7、12	3
膀胱炎	8.4	青紫	仙骨	5、6、7、11	2

※チャクラ部分には、白色光を照射します。

ボーテクリニックに参加して

ボーテクリニック・長崎　院長　松崎明美
佐世保市南風町一九九―一
電話　〇九五六‐五九‐三八三八

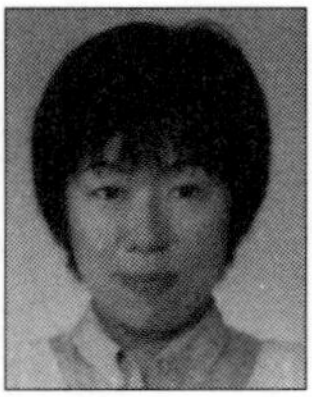

感謝と自己責任

東洋医学研究会の弟子として、妻として十五年になります。主人は西海先生にご縁を頂き十年、そしてこのたび九州支部長、また本部のヒーリング責任者としての重責を担うことになりました。必然的に私が院長として、後を継がねばなりません。実技面はボーテヒーリングの実験研究を助手として見習ってきました。それより大切にしていきたい部分は、相談者の体不調部分だけでなく、心身の全体を見ることを心がけていきたいと思います。それは、私が主人のヒーリングを見ていて学び、主人を尊敬する部分です。西海先生、主人、義母に心から感謝しています。ただ、事の成り行きはどうであれ、全てを自己責任として、義母に支援のご苦労をお願いしながら、長崎でオンリーワンのヒーリングルームに育てていきたいと思います。

ヒーリングは愛の波動で

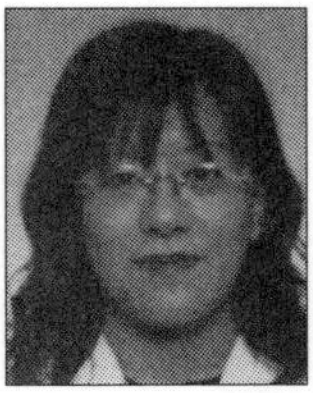

ボーテクリニック・北九州　院長　大野あけみ
北九州市八幡西区竹末二丁目三－十三－二〇五
電話　〇九三－六四一－四三三四

私は、北九州で開業させていただきました。開業前は、肩こり、腰痛等の軽い症状が少しでも楽になっていただければと、失礼ながら軽い気持ちでした。しかし、オープンしてみると、相談者はあらゆる療法を経験されている方ばかりでした。「これに、賭けてみようと思います」との声に、経験の浅い私は、時として不安になることもありました。難しい相談者の方ほど良い経験になり、自信につながります。ヒーリングには根気が必要です。その根気をささえてくれるのは愛ではないでしょうか？

悩みを解消して欲しい、解消して差し上げたい、という相互信頼が大切です。実技的なものもさることながら、強い心のエネルギーがヒーリングの根幹だと思います。施術院の旅人といっても過言ではない難病の方々を、より楽にして差し上げたいと思いました。そういう思いから難病対策研究会のチームに加入させていただきました。

喜びはエネルギー

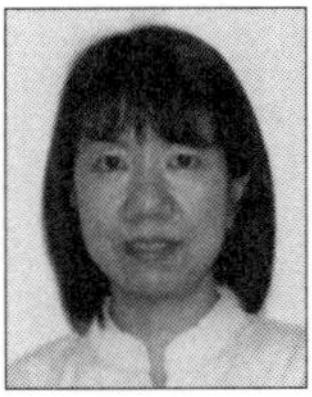

ボーテクリニック・京都　院長　中井みゆき
京都市中京区壬賀陽御所町三－七
電話　〇七五－八一三－四九七六

今年の四月、京都に、ボーテクリニックをオープンしました。私は院長として、実技担当です。主人は企画とカウンセリングを担当しています。私たちは以前から「人を癒す事業」で、生計を立てたいという目標がありました。

福岡の西海先生をお訪ねし、その都度、深夜までのディスカッションを重ね、ボーテクリニックへの参入を決心致しました。私も主人も慣れない毎日で疲れ気味でしたが、体不調で苦しまれている相談者の方から、「痛みがとれた！」「夜ぐっすり眠れた！」「どこへ行ってもダメだったのが、楽になった！」そのようなご報告をいただくたびに、この仕事に深く愛情を感じています。また、ボーテ、バンブーの化粧品としての効果、龍《りゅう》漿源《しょうげん》による若返りの効果にも絶賛の声をいただいています。

私たちは、この素晴らしい出会いに感謝し、ボーテクリニックを通して社会に貢献して参りたいと考えます。日々技術向上に努めていく所存であります。

オンリー・ワン

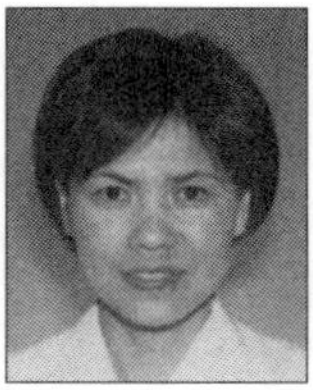

ボーテクリニック・長野　院長　笠原ゆかり
長野県諏訪市中洲五六八二－二
電話　〇二六六－五七－一九〇六

三年前『「気」驚異の進化』と出会い、西海先生を知り福岡を訪ねました。「人様のお役に立ちたい」旨をお話ししましたところ、ボーテクリニックのヒーリングシステムについてご説明いただきました。東洋医学について全く経験のない私でしたが、「私のヒーリングが体不調で苦しんでおられる人たちのお役に立てるなら」と長野県の総代理店の契約を済ませて帰りました。私自身あっけに取られるくらいのスピード契約でした。今年の六月二日にオープンしました。そしてオープンの当日、歩行のお手伝いをしなければ歩けない八十三歳のご婦人が「激痛を取って歩けるようにして欲しい」とのご相談で来られました。三十分後には激痛は消え、一人で歩いて帰られました。振り返り振り返り手を振って帰られるご婦人に、周囲の人達はただあ然とするばかりでした。バイタルウェーブとボーテクリームで、一般の施術院と違うオンリーワンのヒーリングサロン作りを目指します。

興味が誘発する

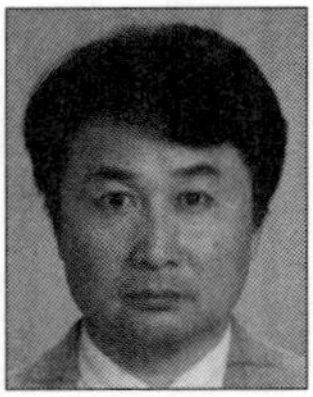

AST．ヒーリングスペース　本谷潔水
東大阪市吉田七−三−二十七−一〇二
電話　〇七二九−六四−七二七三

「ミステリーピクチャー」が縁で西海先生と知り合い八年が過ぎました。元来、不思議世界には人一倍興味がありました。この絵から放射されている「氣波動」に誘発され、今や私自身が不思議な気を放射する気功師になってしまいました。西海先生は、私のことを「人間プラーナ」だとおっしゃっています。この八年間、私のもとを訪れた難病に近い相談者の方々を、次々に快復に近い状態にもっていき、それを順次、西海先生に報告させていただきました。西海先生の著書にも体験談として発表させていただきました。この度、西海先生や周囲の強い薦めもあり、東大阪市にヒーリングルームを開設する運びとなりました。「気功の世界」においては相互信頼の関係で成功、不成功の条件が成り立ちます。相談者の体不調の悩みを解決するのは、その本人だと思います。私のパワーは、側面から相談者の自然治癒力を高める為のお手伝いだと思います。私のパワーを送ります。受け取ってください。

健康の輪を広げよう

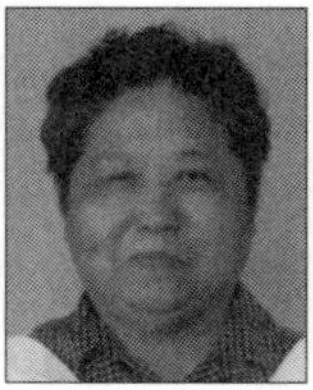

ボーテクリニック・平戸　院長　田中恵美子
長崎県平戸市大久保町一一七六-一
電話　〇九五〇-二三-三三七一

私は今、長年の夢をかなえる事が出来ました。これを自己実現というのでしょうか？毎日が楽しく充実しています。ヒーリングに興味を持ったのは、私が体不調の時、松崎元威先生にご縁をいただいた時でした。私も松崎先生と同じヒーラーの仕事がしたいと思い、早々に「ボーテクリニック・ヒーリングシステム」の講習を受けました。もちろん不安もありましたが、実技指導の時間は思ったより短い日数で終わり、独立の許可をいただきました。体験者の数はまだまだ少ないのですが、私のヒーリングで体不調に悩む人たちを苦しみから解放して差し上げられる喜びは、何ものにも変えられません。この仕事をやっていてよかったと嬉しく思う毎日です。

松崎先生にご教授いただきましたように、今度は私が隣人に「自己ヒーリングシステム」をと考えております。平戸という小さな町を中心に、気負いをもたずに健康の輪を広げていきたいと思います。

愛とビジネスのバランス

ボーテクリニック・浜松　院長　大石ふみ子
浜松市伝馬町三一二－二二－三F
電話　〇五三－四五一－四四五五

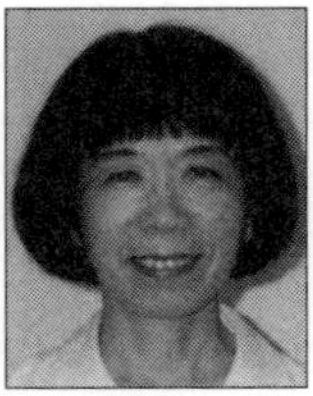

私は浜松の地で整体院を営んでおります。長年この業界に携わりながら、時として悩んでしまうのが、原因不明の難病者のご相談の対応です。

そのようなおり、本で知った西海先生にご面会を求め、福岡を訪ねました。私は先生と弱者の方の体不調救済について論議しました。西海先生いわく「ビジネスを無視した大石さんの療術が一番難しいですね」と笑っておられました。裕福な方は西洋医学のそれなりの病院で解決の可能性を見出す事が出来ます。しかし、貧者はいかに？　ムンクのあの絵、『叫び』にも似た様が、私の頭をかすめるのです。

体不調の激痛をたとえ一時期であれ、癒してあげる事が出来ればと思い、西海先生のヒーリングシステム、ボーテクリニックに加入させていただきました。全力投球で、体不調の解決方法を見出していきたいと思います

驚異の体験連続

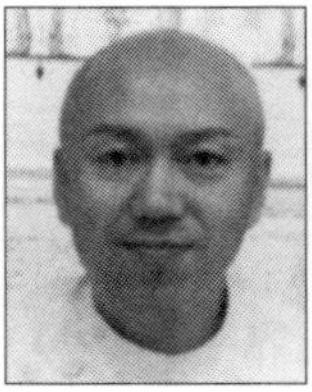

ボーテクリニック・東北　院長　中村英雄
新潟市弁天橋通一－四－三十三－一F
電話　〇二五－二八七－四二〇〇

私は、整体療術を生業としています。技術中心に考えて療術をやってきた者にとって、オルゴンエネルギーはあまりに考えにくいことでした。友人がN式オルゴンボックスを所有していて、それで諸々の実験を試みました。驚きの連続でした。西海先生の著書を取り寄せ、Ｄｒ・サンテを購入。早速、整体療術に使用。仕事柄あらゆるヒーリングマシーンといわれるものを見てきましたが、効果の面でＤｒ・サンテは驚異でした。そして簡便で安価です。

先般、西海先生に招かれ、新システムのボーテヒーリング法の解説をいただきました。「気・色彩・周波数」を設定できる「バイタルウェーブ」、それにヒーリングベッド「オルゴンスリーパー」はそのバイタルウェーブがセットされているので、相談者の体不調に合わせたヒーリング波動を放射できるという画期的な世界初のベッドです。体験してみると、傷ついた細胞が一つ一つ癒されていく感覚は、摩訶不思議なものでした。

感性で理解する

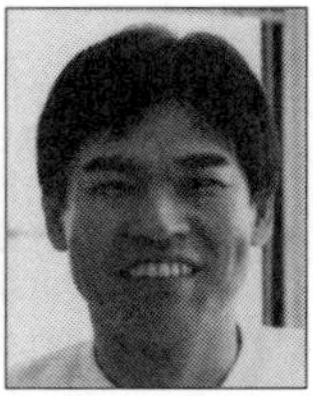

ボーテクリニック・大分　院長　内尾政明
大分県宇佐市四日市一五五五の二
電話　〇九七八－三三－〇二八八

整骨院の内尾です。株式会社生活活性研究所を知ることになったきっかけは、西海先生ファンだという知人から「西海先生に会いに行こう」と誘われ、福岡を訪れたことでした。知人の話によると、機器から気功と同様のエネルギーを放射できるということです。何が飛び出すかわからない時代、特別に驚きもしませんでした。ただ不思議に思った事は、西海先生に、懐かしいような、昔から知っていたような感覚を持ったことです。また、ヒーリングシステムや機器の説明を受けた時、「あっ、このエネルギーと共鳴した！」という思いが体中を走り、今にも私の体内から同様のエネルギーが放射されるのではないかという実感が湧いてきたのです。何だったのでしょうか？　西海先生に後日、この話を致しますと、「一種の誘発です。感性の問題でしょう」と笑っておられました。感性科学で、世界にない機器を創造される人らしいお言葉でした。今は大分県の総代理店として、ボーテヒーリングシステムを普及していこうと考えています。

地域への貢献

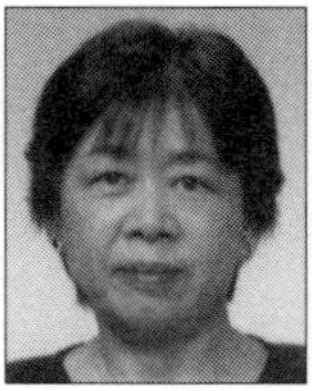

ボーテクリニック・さぬき　院長　崎山たみ子
香川県さぬき市長尾名二八三
電話　〇八七九－五三－二〇四七

「さぬき」の地でヒーリングルームをオープンしました。ビジネスを考えれば中心地の方が有利かもしれません。しかし、中心地は私でなくとも、いずれどなたかがやってくれると思います。と言いますのも、私はこの地に嫁に来て、この地の方に可愛がっていただきました。この地に何かを貢献していきたいと決心しました。最初は、あるセミナーで西海先生の事を知り、すぐに先生にお電話を差し上げました。奇遇にも、その時、私の四国の知人が西海先生を良く知っているとのことで、知人を伴い福岡を訪ねました。

そこで驚異の体験をしました。

ボーテクリニックに参加することになり、総本部（福岡）には研修のため、必要以上に通いました。ヒーラーとして全く経験のない私が実技実習をして、相談者にボーテヒーリングを施すと、次々と奇跡のような体験の続出。徳島に住む年老いた母親のような年齢の方々に健康の喜びを差し上げられれば、これ以上の喜びはありません。

空間環境浄化師に期待

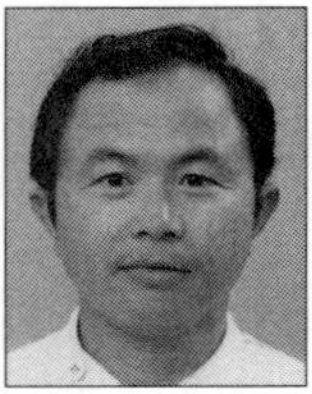

ボーテクリニック・きゅうらぎ　院長　小松富夫
佐賀県東松浦郡厳木町岩屋一三八九
電話　〇九五五 - 六三 - 四五五九

私は二級建築士と一級建築施工管理技士です。「家」とは、心身の健康をはぐくむ場所でなければならないと思います。「人が住まない家は気が落ちる」「老人のみの家は気が低い」「湿気の多い家は病人が多い」とよく言われます。気と家は絶対的なものです。建築家が西洋的発想に強く傾倒した時、これらの言葉を忘れがちになります。

最近建築家の一部に室内（風水・気・形・色など）を設計の時点から見直す人たちも増えてきました。喜ばしい事です。このたび西海先生が発表された、波動風水マット『オルゴンフィールド』で家屋の中の気の低い所を上げるという着目は、驚異の発想と言わざるを得ません。また、材料にイグサを使い、畳のヘリは緑色、六角形の模様、まさに、西海式風水の粋を極めた物と、感動させられました。長年住まいに携わって来た経験をいかし、空間環境浄化師についてさらに勉強してみたいと思います。

第五章 人生の奇跡は誰にでも起こる

人生の奇跡は野心・好奇心・リラックスが生む

私は、今までリラックスする事の重要性を感じてきました。どんな状況にあろうとも、リラックスすることは大事なことです。これは、私の人生における大切な指針です。しかし、人生の奇跡にはリラックスだけではなく、野心・好奇心・リラックスという複合的要素が必要であると思います。野心は自信を失った心を奮起させ、好奇心は知識を得る喜びを教えてくれます。そして、リラックスすることで深く自分を見つめ直し、軌道修正することができます。その複合的な要素は、絶望の底にいる人に奇跡を起こすことができるのです。

たとえば、人生のどん底に落とされた時、まっすぐ顔をあげて歩くこともできないかもしれません。しかし、絶望の底に落とされた時でも、そこにじっと立ちすくまずに歩いていけば、後はほんの少しずつでも、昇っていけることに気がつくでしょう。冬の酷寒の中を、うつむきながらでも一歩ずつ一歩ずつ前に歩いていくと、気がつけば、いつのまにか暖かな春が訪れているのに気がつくように。

今、世に成功者と言われている人の人生の軌跡を調べてみてください。順風満帆に今日がある人など、一人もいないでしょう。必ず過去のどこかで、絶望の底に落とされた人、人生の壁につきあたった人が多いようです。

昔の人はいいことを言いました。「陰極まりて、陽となる」という言葉です。つまり、本当のどん底は、頂点にいるのと同じだということです。マイナスが極まればプラスに転化する、という人生の法則のようなものなのです。その極まった状態の時に、人はそれぞれ自分にとって、プラスに転化するための必要な要素に気がつくのでしょう。私にとってはそれが、野心・好奇心・リラックスなのです。

ここで言う私の〝野心〟とは、利己的なものではなく、一つの目標設定です。野心は戦力であり、人生の進路を見失った時、奮起させてくれる大きなパワーです。

さらに、〝好奇心〟を持っていると、常にアンテナを動かし、周りに意識を飛ばした状態なので、いいものをいち早くキャッチすることができます。

そして〝リラックス〟とは、単に心を穏やかにするだけでなく、深く自分を見つめ、焦りをなくす貴重な状態です。そうすることで、今の自分に必要なものの見極めができ、プライドを持って進んでいくことができるようになります。そして、そういう複合的なものを成長させるのが、環境（地場）ではないかと、私は考えます。

運は自分でコントロールできる

さまざまな体験を積むうちに、人は今まで気づかなかった事に気づいたりしますが、それが不思議な事だったり、既成概念から少しはずれていたりすると、培ってきた常識や対面にじゃまされて再び見ないようにしてしまう事があります。

私が次々と自社の製品を開発していくのを見て、その開発の速さに驚かれ、「製品開発の秘訣は何ですか？」とよく聞かれます。その秘訣は既成概念に捕らわれていないことではないかと自分では思っています。気づかなかった事が見えたとき、自分の〝確信〟

を信じて突き進みます。

奇跡とまではいかなくても、人生が好転すればいいと思われている方も多いでしょう。確信をもてば、物事は好転します。運はコントロールできるのです。

この後で述べる、ガス事故の後遺症で肋間《ろっかん》神経痛になり、しばらくは電話の受話器も持てない状態でした。受話器を床においたまま、自分も床に転がるようにして仕事の電話をかけていました。仕事が低迷して、食べる事ができない事もしょっちゅうありましたが、そんなときも、パンよりも仕事に役立つ一冊の本を買いました。みじめだと思う気持ちは、みじんもありませんでした。はるかかなたに、ほんの微かにでも光が見えれば、その明るい方向を見て、進んでいったのです。

事故が先端ビジネスを呼んだ！

それは、私がまだ波動のはの字も知らない頃でした。事業に失敗して、にっちもさっちも行かなくなっていました。今から思えば、そのときの私は残務整理で何日も徹夜が続き、正常な神経ではなかったと思います。

その時、ガス事故は起こりました。

それは、結果的に大きな転機となったのです。このガス事故は、私の内在していた力がふき出すきっかけになったからです。死ぬような目にあって、生き返ってきたのですから、人生とは本当に不思議だと思います。

当時、2DKのマンションに一人暮らしをしていた私は、寝室にガスストーブを置いていたのですが、残務整理に追われていたその夜、ストーブをつけたまま床についたのでした。ところが、その夜は朦朧《もうろう》とした状態で、ストーブのガス管に足を引っ掛けてしまい、管が外れて部屋にガスが漏れたまま眠ってしまったのです。ガスが充満した部屋で、半日以上眠っていたことになります。普通であれば、そのまま永遠の眠りについてもおかしくはありませんでした。ところが、どうしたものか、私はこの事故から数えて四日目に、病院の集中治療室のベッドの上で眼を覚ましました。丸三日も病室で昏睡状態に陥っていたことになります。

意識を回復してから、事故担当の刑事さんから当時の模様を伺って戦慄をおぼえました。

事故の現場検証でわかったことは、次のようなことでした。

深夜、トイレに起きた際に誤ってガス管に足をひっかけてしまい、ねぼけていた私はそれに気づかないまま、再び床についたというのです。

私の部屋からガスが漏れていることを通報してくれたのは隣の人でした。彼は、最初私の部屋の前を通ったとき、何となくガス臭いなと思いながらも、その時点では気にとめる程ではなく、自室に帰ったそうです。そして数時間後、再び私の部屋の前を通ったとき、強いガスの臭いがして緊急通報したそうです。

消防署員が私の部屋に踏み込んだ時は、私は既に絶望の域にいたのでした。発見されるまで、実に十七、八時間もの間、私はガスの海の中に漂っていたことになります。これだけ長時間ガスのなかにいたら、普通は生きていられません。ガスで充満した部屋から担ぎだされたものの、その事故を目撃した誰もが、私は助からないと思ったそうです。しかも、悪いことは重なるもので、受け入れ可能な救急病院が見つかりません。三軒の病院をまわり、ようやく四軒目の病院に担ぎ込まれました。救急隊員は万時休すと思ったことでしょう。実際、私の心臓は、いつ止まるかわからないような状態で、かろうじて弱々しい鼓動を打っていたということです。

四日目に意識を取り戻し、以上の事実を知らされた時、自分が絶望の淵に立たされていたことを知りました。事故担当の刑事さんは、そんな私に言いました。

「あなたは本当に運のいい人だ。長い時間ガスにさらされて、よく助かったもんだ。それに爆発しなかったのも、不幸中の幸いだ」

長い時間ガスにさらされ、さらに病院をたらい回しにされたあげく病院に収容されたのですから、助かったことに驚くのは無理もないところです。

しかし、かろうじて一命はとりとめたものの、まだ体調は最悪ですし、意識もかなり朦朧としていました。

担当の医師が、私にいくつか質問をしました。

「あなたのお名前と生年月日を教えてください」

もちろん答えることはできました。ところが、次の何でもない質問には答えられなかったのでした。

「九引く八はいくつですか」

何でこんな質問をするんだ、と心の中で思うのですが、答えようとすると頭の中が真っ白になるのです。さらに医師は、質問を続けます。

「それでは、三足す二はいくつですか」

やっぱり答えられないのです。これには本当にショックでした。これは、脳の障害度を調べる脳外科の質問検査であり、その結果、私は高度な障害を示していたのです。

入院生活の間、国立大学の医学部の先生もやってきて、専門的な脳波の検査も受けました。その結果、体力はある程度回復するだろうが、運動能力も含め脳の機能の完全な回復の見こみはない、とはっきり宣告されました。脳波の異常は、今後正常化することはないだろうと言われたのです。

今の医学の常識では、脳の神経は一度壊れると二度と再生できないと言われています。どんな名医でも、これを再生させるのは無理だということです。

良くなる見込みがないのなら、病院にこのままいても仕方ありません。それで、私は退院することに決めたのです。病院での入院生活は二十日ほどでした。

しかし、退院して困ったことは、思うように歩けないことでした。自分ではまっすぐ歩いているつもりでも、どうしても左に寄ってしまうのです。

街中に出たときでも、横断歩道のところで信号待ちをしているときに、気持ちの中では体は止まっているつもりでも、足だけはかってに歩き出すのです。何度も人にぶつかり、まったく弱りました。また、隣の部屋に消しゴムを取りに行ったのに、持ってくる物は全く別の物なのです。今考えてみると、まことに情けない状態でした。

しかし、まさにこの時が、古い自分が死んで新しい自分が生まれるための転機の時期だったのです。新しい自分を生むための、いわば生みの苦しみを味わっていたのでした。

その後の私の変化を語る前に、事故の起こる前、私が何をしていたかを少し説明させていただきます。

ガス事故が起きたのは、平成四年の十二月十六日でした。いわば古い私が死んだ命日といっていい記念日です。

それまでは、経営コンサルタントとして、潜在意識を活用した企業向けのセミナーや営業マン向けのコンサルティングを行っていました。

潜在意識の活用というと、精神世界的イメージで捉えられがちですが、当時私が携わっていたものは、基本的な経営理念をベースにしたものでした。特に不思議なエネルギーに触れるというものではなかったのです。

そして当時の私は、精神世界だとか超能力などまったく関心を寄せていませんでした。むしろ馬鹿にしていたと言っていいでしょう。

そんな私でしたが、事故を体験してからは、「溺れるものはわらをも掴む」の心境で、今まで馬鹿にしていたものに、むしろ関心が向かっていました。

とりわけ、現代医学でも治らない病気を治してしまう宇宙エネルギー製品には、強く惹かれました。とりあえず、あるメーカーが出している宇宙エネルギー製品を取り寄せ、使用し始めました。

すると、自分でも驚くようなことが起こったのです。

ほとんど回復は絶望的といわれた脳障害の症状が、この宇宙エネルギー製品を使用し始めて、わずか二週間でほぼ完璧に治ってしまったのです。これが、いわゆる「気づき」の始まりだったのです。この体験で、私は人間のちっぽけな常識だとか、つまらない固定観念だとかに囚われることの愚かしさを、身をもって知らされたのでした。

この世界には、私たちの推し量ることのできない深遠な世界が存在している。私たち人間の中にも、未知なる膨大な世界が隠されている。そして、この宇宙には無限とも思われるエネルギーが満ち満ちているのではないか、そのことが素直に信じられるようになっていたのです。

ただ、観念的に「私はこういう不可思議な世界を信じている」というのとは違います。本当に実感するには、死ぬか生きるかという、命ギリギリの体験が必要になってくるのではないでしょうか。それが、その人にとっての精神世界との橋渡しをしてくれるのではないでしょうか。

私の場合、それがガス事故だったのです。

この事故をきっかけとして、私は宇宙エネルギー製品の開発に深く関わることとなりました。

そして今、十年間の構想を経て、私の開発製品は、新しい段階を迎えました。二十一世紀にふさわしい製品、それが「バイタルウェーブ」なのです。

この製品が生まれたことで、今までの製品が、さらにパワーアップしてくるのです。しかも、使っていただくために難しい理屈はいりません。まずは、体験してみてください。体験することで、無限の可能性の扉が開くのです。

第六章 「バイタルウェーブ」は、エネルギー製品の効果を増幅する

「バイタルウェーブ」は、これから紹介するエネルギー製品と連結させることができます。そして、連結したエネルギー製品の効果を増大・拡張します。

オルゴンエネルギーは、ある意味では万能のエネルギーです。汎用性のあるエネルギーといえます。しかし、そのエネルギーに目的別の波形と周波数を設定することによって、方向性を与えることができるのです。

生活活性研究所のエネルギー製品と、「バイタルウェーブ」を接続した際の体験談をご紹介致します。

◆オルゴンボックスと接続して　その1

オルゴンボックスに入れたら貴金属が超高級品の輝きに

――M・Kさん　四十六歳　貴金属商　大阪市

私は、二十年ほど貴金属の店を営んでいます。十数年前のバブル経済の頃は、仕入れるそばから面白いように売れていきました。

ところが、バブル崩壊でパタッと売れなくなると、どのように努力しても、一度下落しはじめた勢いを止めるのは難しく、気がついたら借金がバブルのように膨れ上がっているではありませんか。

にっちもさっちも行かなくなった頃、化粧品の訪問販売をやっている知人から、不思議な箱があって、そこに化粧品をしばらく入れておくと、面白いように売れていくということを知りました。

実際その人は、周りが青息吐息の中で一人気を吐いていたのです。商売がうまくいっている秘訣は、どうもその「不思議な箱」のおかげだったようなのです。

その不思議な箱というのがN式オルゴンボックスだというわけです。

従来のN式オルゴンボックスは今の経営状態では買えません。しかし、そのことを西海先生にご相談したところ、「発生素子とバイタルウェーブがあれば、あとはボックスを手作りすることも出来ます」と、なんとボックスの設計図を送っていただきました。

そこで、先の二つを購入しました。商売をうまくいかせたいという必死な思いがあったおかげか、ボックスはどうにか自分で作れました。通常であれば四百万円の費用が必要ですが、百万円以内で手製オルゴンボックスの出来上がりというわけです。その頃から、やればできるという思いが湧き、流れが変わってきた気がします。

すぐにオルゴンボックスに一カ月間商品をいれて、オルゴンエネルギーを転写しました。それを持ってお得意様を回ってみると、それまで財布の紐が硬くてなかなか買っていただけなかったお客様が、二つ返事で買ってくださるのです。何だか、狐につままれたような気分でした。

お客様から、「今回のお宅の商品は、今までとどうも違うようね。この指輪を指にはめてから、次から次へといいことがあるのよ。幸運を運ぶ指輪とでもいうのかしら」と言われました。自分でもこの宝石のエネルギーを感じるようになっていたので、やはり間違いではなかったと思い、嬉しく思いました。

そのような報告を複数のお客様からいただくようになり、評判が評判を呼んで、景気の悪い昨今にしては、奇跡としか思えないような売上げが続いています。

本当に気の波動の世界はおもしろいですね。

◆N式オルゴンボックスと接続して　その2

N式オルゴンボックスで最高の波動数値の新製品を開発した。

――K・Nさん　六十歳　男性　東京都

私はビニール製品を扱っている会社の役員をやっています。

私どものような会社では、製品の製造工程の中で、大量のビニールの切れ端が出て、これが年間で膨大な量になりますが、産業廃棄物として処理するにも大変な費用がかかり、経営を圧迫しています。

何か良い知恵はないものかと思っている時に、西海先生にお目にかかる機会に恵まれました。先生は、私の話をふんふんという感じで聞かれると、間髪をいれずにアドバイスしてくれました。

「ビニールの切れ端を原料にして、新しい製品をお作りになってはいかがですか?」

そうおっしゃられて、N式オルゴンボックスを紹介して下さったのです。

N式オルゴンボックスは、見た目には巨大な茶箱といったところです。ところが、フタを開けると鏡のようなものが貼られていて、何気なく手をかざすと、手の平にビリビリと電気がはしるような感覚を覚えました。そんな感覚は生まれて初めて体験するものでした。

そこで、N式オルゴンボックスを取り寄せて、二カ月ほどビニールの切れ端の山を寝かせておきました。それを波動測定したところ、驚くほど高い波動数値を示したのでした。試しにその切れ端を加工して簡単な枕を作りました。二、三日この「波動枕」を使ってみると、熟睡できて爽快な目覚めを得られたのです。さらに二十人ほどの社員に体験してもらうと評判は大変良く、みんなが製品化を希望してくれました。

ところが、この波動枕を理論的に説明しようとすると大変難しく、製品化が進みません。そのことを西海先生にお話したところ、「枕で安眠ができれば良いじゃないですか。論より証拠です。私たちは物理学者じゃないんですから、理論化よりも結果が大事ですよ」と、明快にスパッと答えられ、私の迷いはその一言で吹っ切れました。

この枕を使って、それまでの体の不調やトラブルが解消するのなら、これに勝ることはないだろうと、心底思えました。

西海先生の言葉に励まされて、布団の開発も計画し、多角化への道も開けてきました。

波動は、まず自分で体験してみることです。

そうこうするうちに、「バイタルウェーブ」の発表のお話がありました。これは、目的に応じて波形、周波数を選択できる波動エネルギー発生器だということです。

すばらしいと思いました。これを使えば、ユーザーの使用目的に合った製品を開発することができるのです。

今は、N式オルゴンボックスとバイタルウェーブを活用して、どんな新製品が開発できるか、楽しみでワクワクする毎日です。

◆ミステリーピクチュアと接続して　その1
ミステリーピクチュアで店の売上げが大幅アップに

――N・Sさん　四十歳　女性　大阪市

私は、小さなブティックを経営しています。景気の良い頃は、黙っていても商品が飛ぶように売れていました。ところが最近は、お客様もほとんど素通りで、売上げもがた落ちになりました。店員も何人か辞めてもらい、残っている店員の給料をカットして、ようやくやっていけるという感じでした。店をたたもうかと考えたのも一度や二度ではありませんでした。

悩んでいた頃に、お客様からオルゴンエネルギー製品を紹介していただきました。「波動」や「気」と言った話に特に興味があったわけではありませんが、普通にやっていても、現状は変わらない。もしも、オルゴンエネルギーが奇跡を起こしてくれなかったら、その時はすっぱりと店を閉めようという背水の陣で、ミステリーピクチュア一枚と、マイナスイオンが発生すると言われるエネルギーシャワー二個を購入することに致しました。

真剣そのものでミステリーピクチュアを飾り、教えていただいたように店の両端にエネルギーシャワーを置いておきました。私もブティックの店員も半信半疑で、どうなるか見守っていました。

変化は置いたその日から起こりました。店の中の空気がまったく違ってしまったのです。空気が軽くなり、サラッとしていて、しかも芳香剤を使っているわけでもないのに何となく良い匂いがするようなのです。

一人の店員が私に、「店長、何だか店の中が良い感じですね」と言っていました。確かに私もそのような感じがしていました。そして、妙に心がウキウキしてくるのです。

その日は、久しぶりにお客様がたくさん入り、最近ではなかった高い売上げでした。でも、これは偶然に違いない。こんなことがそうそう続くわけがないと私も店員も思っていました。

ところが、この奇跡が何日も続くのです。

近所の店では特に変わったことはなく、みんな「景気が悪い、政府は何とかしてくれないか」と相変わらず暗い顔をしているのです。

不思議なことが起こっている気がしましたが、どんなことであろうと儲かることに感謝していました。

順調に売上げを伸ばしている頃、さらにミステリーピクチュアをパワーアップするバイタルウェーブのお話がありました。すぐに注文させていただいたのは言うまでもありません。普通のミステリーピクチュアでも奇跡が起こりました。では、バイタルウェーブでパワーアップしたら、いったいどんなことが起こるのか、楽しみでした。

バイタルウェーブが届くと、早速ミステリーピクチュアと繋ぎました。

何日かしてお客様から、

「この店に入ると空気の感じが軽く、とても気持ちが良い。ずっと居たいような気になる」

「長年の持病の腰痛が、この店に入ってしばらくすると軽くなるようだ」

「この店の中にいると慢性の肩こりが軽くなる」

「この店の服を着るようになってから、彼ともうまくいくようになった。結婚話がトントン拍子に進んで、結婚式の日どりまで決まった」

「こちらのお店で買ったものを着ていると、良いことがある」

このような言葉が寄せられてきました。

私の必死な思いを、気のエネルギーが後押ししてくれたのでしょうか？

◆ミステリーピクチュアと接続して　その2

疲れた体をリフレッシュし、活力をみなぎらせる

――――T・Uさん　四十五歳　銀行員　千葉市

私は、再編著しい金融業界に身をおいています。ただでさえ仕事が多いのに、再編に絡む業務も加わり、毎日遅くまで残業していても仕事は一向に減る様子がなく、心身ともに疲れ、このままではいつ倒れてもおかしくない状態でした。

息抜きに立ち寄った書店で、たまたま目にした「波動物語」という本の表紙に描かれている不思議な図形に魅せられて、思わず購入してしまいました。

まだ、読んでもいない本でしたが、その表紙の部分を肩や腰など疲れが溜まっている場所に当ててみると、なんとなく疲れがすっと引いていく感じがするのです。

この絵のパワーの凄さは、感覚でわかるのです。

小さな本の表紙ですらパワーがあるのだから、本体だったらもっとすごいに違いないと、ミステリーピクチュアを購入することにしました。その折、さらに絵のパワーをアップするバイタルウェーブがあるということで、それも併せて購入することにしました。

絵は二枚購入して、一枚は寝室に、もう一枚はリビングに飾りました。バイタルウェーブからコードを伸ばして、それぞれ接続するようにしました。疲労が激しかったので、波形を三角波にして、周波数を六・六ヘルツに設定しました。

いつもはよく眠れず、寝ても何かに追われるような夢ばかり見て、寝汗をぐっしょりかいて起きてしまうのですが、絵を飾ってからは快適な睡眠ができ、前日の鉛を飲んだような疲れがすっかりとれて、頭もすっきりしています。リビングにいると、リラックスして食欲も湧き、本を読んだりする心の余裕も生まれてきました。

それと、運が良くなった様で、同僚や同期入社の人間がどんどんリストラされていく中で、どう言うわけか、自分にはそのような話はなく、仕事に集中できるようになりました。

おかげで、不安な雰囲気の中で、私はやる気がどんどん出てきて、周りから不思議がられています。

◆ミステリーピクチュアに接続して　その3

男性に縁のなかった私が、幸せな結婚ができました

――S・Sさん　二十九歳　主婦　東京都

私は昔からほとんど男性に縁がありませんでした。学校は短大まで女子校だったので、男友達もいませんでした。会社に入っても、会社の男性と交際したことはありましたが、ちょっと付き合っただけで、幻滅することが多く、それで終わりになってしまいました。

学生時代、仲の良かった友人が、私にミステリーピクチュアを紹介してくれました。彼女がすてきなご主人を得られたのは、この不思議な絵のおかげだと

言うのです。

勧められるまま絵を購入しました。

彼女のアドバイスは絵を寝室に飾り、寝る前に絵の前で、できるだけ具体的にイメージを浮かべる必要があるということでした。

一カ月ほどたって、一人の男性が現れました。外見こそ今風のかっこいい人ではありませんが、とても優しい人でした。なにより良いと思ったのは、私の話をきちんと聞いてくれることです。仕事についても、しっかりした将来のビジョンを持っています。会うたびに彼の魅力にひかれていく自分がわかります。

ところが、付き合って二カ月ほどすると、二人の仲がスムーズにいかなくなりました。不安に思って、絵を紹介してくれた彼女に相談したところ、「あなた、毎日絵の前でイメージトレーニングしている？」と訊かれました。そういえば、ここのところ怠けていたのを思い出しました。

その夜から、再びイメージトレーニングを始めました。彼とどういう家庭をつくり、どのような家に住んで、子供はどのように育てるか。また、現実面では、花嫁修業のようなことも始めました。

するとひと月くらいたった頃、彼から、ご両親を紹介されました。ご両親ともとても話が合い、気にいってもいただけました。

それから話はトントンと進み、その年の暮れには結婚式の運びとなりました。その上、工務店を経営している彼の叔父様から、新居をかなり安く建てていただけることになったのです。出来上がってみると、ほとんど私のイメージ通りの家になっていて、驚きました。

主人は、このミステリーピクチュアのエネルギーを仕事の面で生かしています。

また、最近、この絵をパワーアップする、バイタルウェーブが新発売され、体不調に効果があると言うので、すぐに購入致しました。体の弱かった主人の体調に合わせて、周波数と波形をセットするようにしました。そのおかげで、主人は少しずつ健康になってきました。

この絵と出会えて、とても幸せです。

◆ミステリーピクチュアと接続して　その4

お店が繁盛して、癒しの店として評判に

――R・Mさん　四十一歳　美容院経営　札幌市

繁華街から少し離れたところで美容院をやっています。人通りも決して多いところではないので、お客様もぱらぱらです。昔からの常連さんはいらっしゃるのですが、新しいお客様が増えることはなく、ため息をつくばかりの毎日でした。

何かの本で読んだのか、主人がある日、「これは、気の流れのようなものが関係あるのかもしれない」土地や店の気の流れが、集客に影響しているかもしれないと言うのです。

偶然と言うか、ちょうどそんな話をしている頃に、ある方が気の流れが良くなる絵があるからと言って、ミステリーピクチュアを紹介してくださいました。

その際、西海先生のセミナーのことをお聞きし、夫婦で参加致しました。今の経営状態で、エネルギー製品を買う事に非常に迷いましたが、主人の強い勧

めもあって、ミステリーピクチュアを購入いたしました。

早速、お店に飾ってみたのですが、すぐにお客様が増えたわけではありませんでした。人は入ってきても、営業マンだったり新聞の勧誘だったり、道を尋ねる人ばかりで、お店のお客様ではありませんでした。

西海先生にお尋ねしたところ、「慌てないで、時を待ちなさい。まず、お客様がたくさん来られたときのための態勢を整えておくことです」というアドバイスをいただきました。当初は、気休めではないのかと思うこともありましたが、店のレイアウトやサービスなど色々と考えて、工夫してお客様を待つようにしました。お花を飾り、いい香りがする香油を置き、ヒーリングミュージックを流すようにしました。店の女の子にもあいさつをしっかりさせ、待っているお客様にはお茶やハーブティーをサービスするようにさせました。

すると、常連のお客様の紹介や飛込みの方が徐々に増え始め、いつもお店はお客様で賑わうようになっていたのです。

お客様も居心地が良さそうで、仲良くおしゃべりして待っていらっしゃいます。仕事していても、私たちも本当に気持ちよく仕事ができるのです。

店がうまくいくと、もっと意欲がでてくるものです。私は、自分の店をただの美容院ではなく、体も心も癒せるヒーリングスペースにしたいと強く思うようになりました。

主人に勧められ、セミナーに参加してバイタルウェーブの事を知りました。説明によると、波形や周波数をセットすれば、希望の波動が流れてくると聞き購入しました。波形や周波数のセットは主人に任せました。すると、お客様から「この店に来ると癒される」という感想を多くいただくようになり、ちょっと遊びに立ち寄られるお客様も増えてきました。おかげで、私の理想のお店に一歩近づいた感じがします。

主人は、「やはり自分のアイデアが良かったのだ」と満足げです。私も主人の感性に従って良かったと素直に思います。

◆オルゴンマットと接続して　その1

ひどい腰痛が寝ているだけで改善された

――M・Nさん　三十九歳　主婦　松山市

私は、高齢出産のせいか、体調が思わしくありませんでした。特に腰痛がひどく家事が負担になり、子供にミルクをやったり、おしめ替えでさえ苦痛に思えるほどでした。

見かねた義母が、オルゴンマットとバイタルウェーブを紹介してくれました。使用方法は、バイタルウェーブの周波数を腰痛ヒーリング用にあわせてオルゴンマットに接続します。後は敷布団の上にオルゴンマットを置き、その上にタオルケットを載せて、そこに横になるだけです。一度セッティングしておけば、楽に使えました。その日は昼寝で使ってみましたが、腰の痛みが随分軽くなっていました。

もちろん、夜もオルゴンマットで寝ていると、一緒に寝ていた子供は、その夜に限って夜泣きをせず、おかげで久しぶりに朝まで寝ることができました。

朝起きたら不思議なことに腰の痛みもなく、布団からぱっと起きられました。私の様子の変化に、主人は驚いた様子で、「ずいぶん、今日は元気だね。あのマットのおかげかね」などと不思議そうな顔をしていました。

一週間もすると、体調は出産前の状態に回復していました。その後、一度も腰痛は出ていませんので、改めてオルゴンマットの凄さを思い知らされました。

主人は、痔《じ》が悪かったので、周波数を六・六ヘルツに合わせ、波形は正弦波で使用しています。おかげで痛みがやわらぎ、出血もほとんどなくなったといって喜んでいます。

バイタルウェーブが色々な体不調に合わせられるので、優秀な整体師をそばにおいているようで、リッチな気分です。

西海先生ありがとうございました。

◆オルゴンマットと接続して　その2

体調が回復し、仕事への活力が湧いてくる

――K・Yさん　五十八歳　運転手　東京都

私はタクシーの運転一筋に二十年、今は個人タクシーに乗っています。と言っても、この業界も厳しく、バブルの頃と違って高収入はあまり期待できません。時間を多く乗ればそれなりの収入は得られます。一日十八時間くらい乗っているのですが、この歳では毎回そんなペースで乗っていれば、体が持ちません。

それでも家族のため、多少の無理は仕方ありません。そのせいか、この頃はひどく疲れを感じるようになり、睡眠をとっても前日の疲れが残っているようです。さらに長時間座りっぱなしのため腰痛がひどくなり、運転が辛く感じるようになりました。体調が悪い時はイライラしてお客様とのトラブルも多く、このままでは転職を考えなければならないと悩んでいたときに、西海先生の講演を聞きました。その折に相談に乗っていただいたのです。

「それだったら、オルゴンマットを座席に載せて仕事をしてみてください」

値段を伺って少し高いように感じましたが、仕事には代えられません。まして、このご時世に転職がうまくいく保証はありません。体の調子が少しでも良くなるならと、思い切って購入してみました。この選択は、大正解でした。

背中・腰・太腿の裏は仕事中いつも接触しているわけですから、オルゴンマットを座席に乗せると、すぐに効果が現れました。

いくら運転していても疲れにくくなりました。気持ちも落ち着き、不思議と効率よくお客様を乗せる事ができ、最近では記憶にないくらいの売上げでした。

オルゴンマットは、仕事が終わると家に持ち帰り、敷布団の上に置いて、シーツをかぶせ寝るようにしています。六時間程度の睡眠で、前日の疲れがすっかり解消され、腰痛もほとんど出なくなりました。

さらに、家の中の磁場をあげるために、新しく購入したバイタルウェーブに接続しています。最近体調がすぐれなかった妻も、健康的になってきました。

運転仲間が、私と同じ悩みを抱えているので紹介してあげると、大変喜ばれました。

ゆくゆくは、このオルゴンエネルギーのヒーリングセンターをやってみようかという、将来設計まで描いています。

◆オルゴンマットと接続して　その3

寝たきりの娘が元気になった奇跡

――W・Tさん　五十二歳　主婦　弘前市

私どもの娘は、今年で二十四歳になりますが、寝たきりの生活を余儀なくされていました。会社の健康診断で子宮ガンが発見され、比較的初期で、仕事も普通に出来るくらいなので、通院治療していました。

しかしその後、原因がわからないまま全身がマヒして、寝たきりの状態になり、治療も効果がありません。娘はベッドに横になって天井を見つめるだけの、毎日でした。

「おかあさん、私このまま治らないなら、死んだ方がいい」

「きっと治るから。必ずお母さんが、あなたを元気にしてみせるから」

そんな言葉も気休めに響き、何の慰めにもなりません。ただただ、若い身空で不憫《ふびん》でなりませんでした。

でも、天は娘を見捨てませんでした。

本屋で娘の気持ちだけでも癒してあげようと、精神世界の本を探していたところ、「波動物語」という本と出会いました。

早速、生活活性研究所にお電話して相談すると、「それなら、バイタルウェーブとオルゴンマットを使ってみてはいかがでしょうか？」というお返事をいただきました。藁にもすがる思いで、バイタルウェーブとオルゴンマットを購入しました。

西海先生のご指示通りバイタルウェーブの周波数を六・九ヘルツ、波形を三角波にセットして接続したオルゴンマットを、娘が寝ている敷布団の下に敷きました。すると、わずか二十分くらいたった頃、娘の体が温かくなって、心地良さそうな表情になってきたのです。

翌日から、奇跡のように体調が回復していきました。若干ですが、手を動かし、おにぎり位なら食べられるようになりました。テレビのリモコンも持てるようになりました。テレビを見て楽しく笑い、手鏡を持って化粧したり、雑誌を見ておしゃれをしたいと言うようになりました。

そして、自力で上体を起こすことができるようになりました。ここまで回復すると、笑顔がこぼれ、花を買ってきて欲しいと言いました。

毎日毎日、娘が回復し、生きる意欲がどんどん生まれてくるのがわかります。ここまで元気になってくれて、本当に今でも信じられません。どんどん良くなる娘の姿があまりにすごいので、お礼かたがた、開発者の西海先生にお電話してお尋ねしたことがあります。すると、先生は、自分のことのように喜んでくれました。

「お嬢さんの生命力が、ご自身を救ったのでしょう。これを、超科学の世界というのではないでしょうか。これからも、お嬢さんが良くなることだけ考えてがんばってください」

西海先生は、とても心の温まるお声でそのようにおっしゃられました。

やはり、すばらしい先生だと思いました。ありがとうございました。

◆オルゴンエネルギー製品と接続して

家族で波動と遊んでいます。

――五十歳　女性　福岡県

数年前から、生活活性研究所さんの製品を愛用しています。

「バイタルウェーブ」が発売されたとお知らせをいただきました。カラーヒーリングができ、周波数や波形の設定ができるという機器だそうです。さらに、ミステリーピクチュアやオルゴンマットに接続すると、その力を高めてくれるということでした。機械オンチの自分に使用できるか不安がありましたが、購入して使ってみると意外と簡単に使えました。

我が家は五人家族ですが、それぞれの部屋の製品に接続したいと希望がでました。製作課の方にご相談して、快適に各部屋に配線できるように、長めのコードを作っていただきました。四部屋までなら、良好な出力状態で使用できるそうです。

長女はミステリーピクチュアと接続し、癒しや願望達成に使っています。

スポーツをしている次女はオルゴンマットに接続して、もっぱら疲れた体を癒すことに使用しています。

長男は陶芸家の卵で、オリジナルのN式オルゴンボックスなるものを手作りして、バイタルウェーブと接続しています。そして、自分の作品をボックスに入れているようです。

私たち夫婦は、体不調に合わせて周波数や色をセットして、カラーLEDポインターで照射しています。

思い思いの願望に合わせた波動をこんなに簡単に受け取ることができて、すばらしい製品だと思います。

第七章 「バイタルウェーブ」は二十一世紀の波動風水発生器

「バイタルウェーブ」が、ヒーリングに関してすばらしい効果があることは、体験談をお読みになれば、納得いただけると思います。

全国のボーテクリニックの待合室では、ミステリーピクチュアを「バイタルウェーブ」に接続して、空間にオルゴンエネルギーを二十四時間流し続けています。

常に待合室は、オルゴンエネルギーが充満している状態ですから、体不調の方は、この待合室に居るだけで体調が良くなったり、痛みが治まったり、つらい症状が軽減したりという報告が、異口同音にあるそうです。

中には、待っている間にあまりの心地よさに眠ってしまう方、座っているだけで肩こりが楽になる方、気分がよくなって明るい表情になる方、居心地があまりにもいいので帰りたくないなどと言い出す方もいらっしゃるようです。

原理的には、いわゆる風水です。風水を真剣に勉強すると大変難しいものです。四千年もの昔中国で生まれ、陰陽五行、仙道五術、易学、天文学、道教などの東洋哲学や思想に根ざした高度な学問なのです。

しかし、「バイタルウェーブ」を使うと、高度な風水を行ったのと同じような効果が、実に簡単にできてしまうのです。これは、風水学にしては画期的な事です。

自分の好きな場所に、好きな時間だけ、好きなエネルギーを流すことができる。しかも、それが、専門知識などまったくない人でもできてしまうのです。その人に合った環境を作り出すことができるのです。

学校や塾、保育園など教育環境に、「バイタルウェーブ」と接続したミステリーピクチュアなどを設置すると、やる気や集中力を高め、ストレスを軽減し、事故の発生を減らし、学力の向上を図ることができるでしょう。

病院やクリニック、療術院など医療関係に設置すると、心身の不調でお悩みの方々の症状に合わせて環境を調整することができます。待ち時間を、大変良い状態で過ごすことができるのです。

ある病院で、あまりに騒々しい病室があり、「あの部屋はどうにかならないか」と、しょっちゅう苦情を言われていました。院長先生が、ミステリーピクチュアの暗示を与えず、黙ってその病室に絵を飾ったところ、病棟内で一番静かな部屋になったとの事でした。

お店や喫茶店、レストランなどは、居心地が良くなるため、集客率が驚くほど上がるということです。

現代社会は、鉄筋コンクリートのビルが立ち並び、送電線が張り巡らされ、家の中には所狭しと電化製品が置かれ、携帯電話で頻繁に会話するという状況です。これらすべてが有害電磁波を発生しますから、私たちは日常的に有害電磁波を浴び続けていることになります。これでは、体調が良いというのがおかしいくらいです。

本書では、「バイタルウェーブ」は、主に健康効果について説明してきましたが、実は、空間を浄化するという優れた作用もあるのです。

空間のエネルギーのひずみを調整して、非常にエネルギーバランスのいい空間を作り出すのです。タバコを吸っても臭いが残らない、空気が軽くなって、人間関係も円滑になる。そんな空間を、あらゆるところに作り出すことができるのです。

古神道では、エネルギーバランスのいい場所を「イヤシロチ」、エネルギーバランスが悪く気がよどんでいる場所を「ケガレチ」といいます。多くの人が「イヤシロチ」を求めて、そこでエネルギーをもらっているようです。私は、「バイタルウェーブ」によって「ケガレチ」を「イヤシロチ」に変えていきたいと思います。

風水を利用すると、空間を浄化できると言われています。しかし、「バイタルウェーブ」を使うと、風水を必ずしも根本から勉強しなくても、やはり空間を浄化する事ができます。そのために「空間環境浄化師」の養成も行っています。新しい二十一世紀の風水師といっていいと思います。自分の体から、果ては宇宙まで環境はつながっています。まず、身近なところから始めて、生命の場を整える仕事をしてみませんか。

私の元にはさまざまな原因不明の病気が多く寄せられています。それぞれの方にあったアドバイスをさせていただいていますが、すべての方に共通して言えるのは、今住んでいらっしゃる家の中のエネルギーを高くする事で、良い方向に向かうということです。

それが場の浄化ということなのです。

場を浄化し環境を整えるだけで悩みが解決したという報告を多数いただく度に、自分自身の魂も浄化される気が致します。

それこそが、最高の報酬なのだと思います。

第八章 ニュータイプの生体シグナル測定装置「バイタルサイン」

「バイタルウェーブ」の効果は、体調の変化や体感によって知ることもできますが、その効果を測定する方法で「バイタルサイン」という導電活性撮影装置を使う方法があります（疾患がある場合は、病院で検査してもらうことは必要です）。

「バイタルサイン」は、生体から発生されるオーラを撮影して高度な生体情報を読み取ることができます。

特殊な技術は何もいりません。ただ、装置の中に手を入れて、五本の指（または三本）をフィルムの上に置き、シャッターを切るだけです。初めての方でも、数回でマスターできます。

バイタルサイン

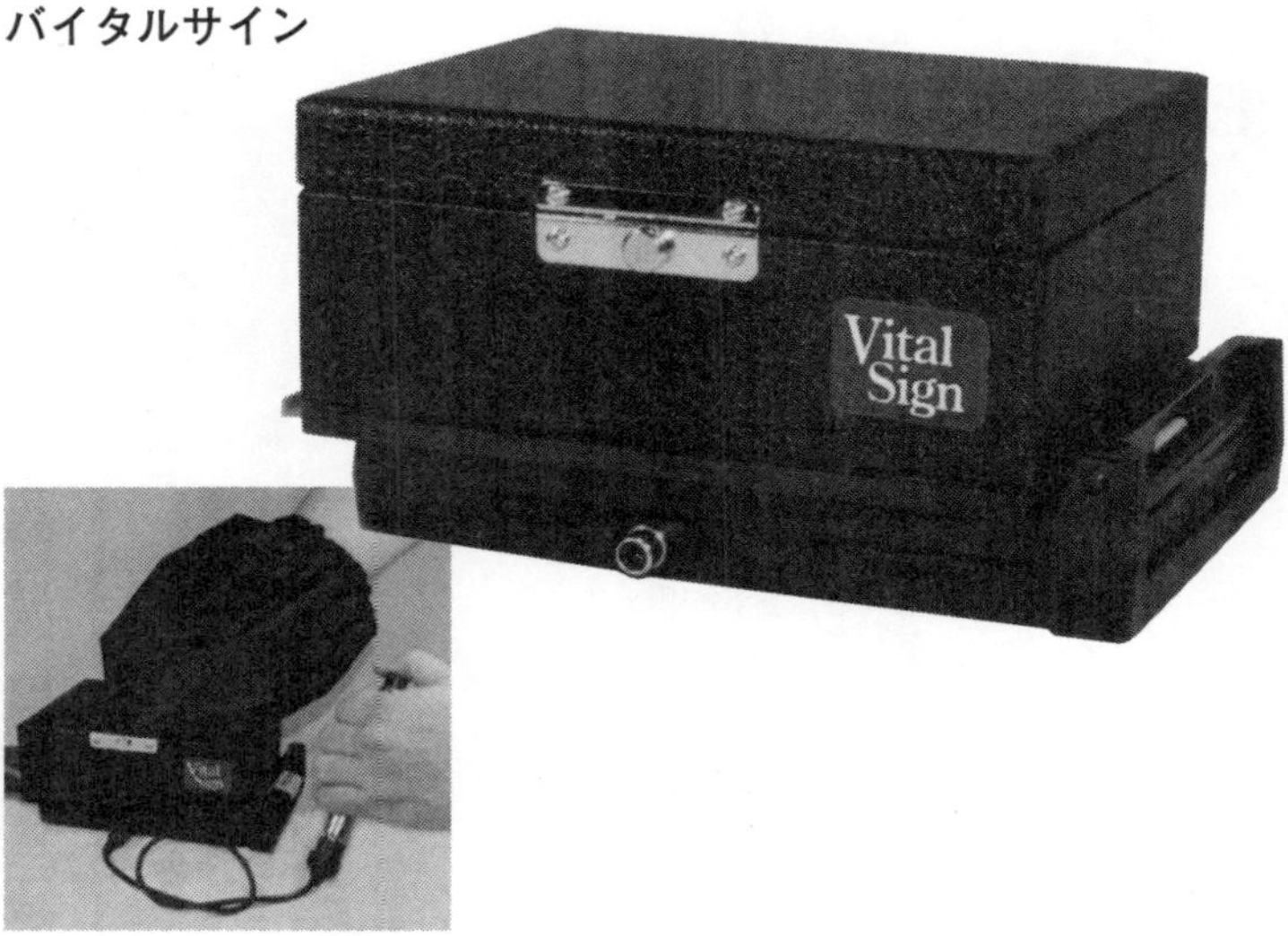

写真に写し出された、指の周りから発する光の輪の状態から、生体のかなりの情報を読み取ることが可能です。

通常、このような写真は「キルリアン写真」と呼ばれていますが、装置が大変高価なため、ごく一部の人しかその装置を見たことがなく、実際写真をとった人はほんの数えるほどです。しかも、装置も簡単なものではないので、携帯して、日常的に使うには難しいものでした。ところが、「バイタルサイン」は、形がコンパクトでしかも軽量。そして価格も、従来のこうした製品と比べると驚くほど安価なので、いつでもどこでも携帯して使うことができるのです。

これまでのキルリアン写真の撮影装置

は、撮影対象の放電像を撮るために、高い電圧を与える構造を必要としていました。そのため、電気を使い、装置内部のトランスで高電圧を発生させる必要があります。装置としても大きなものとなり、重量があり、高価にならざるを得なかったのです。

ところが、「バイタルサイン」は、従来品の欠点を解消する事に成功しました。

これを可能にしたのが、「バイタルサイン」に組み込まれた、一万数千ボルトにもおよぶ高電圧を負荷する「圧電素子」です。それが被験対象物を載せたフィルム面に直接作用することができるのです。

ハンディ・サイズでありながら、従来のキルリアン装置と何ら変わらない放電像を映し出すことができるという、画期的な製品です。

放電像から読み取れる生体情報

「バイタルサイン」から読み取れる生体情報は、かなり高度なレベルにあります。

このような放電像の研究によれば、体不調者の手指の放電像から、生命エネルギーの活性度合いや、病気の部位までも読み取ることができるといわれています。研究者の一致した見解によれば、写像のコロナ状の放電図形が生命エネルギーの活性度に相関するとされています。

ヒーリング前

ヒーリング後

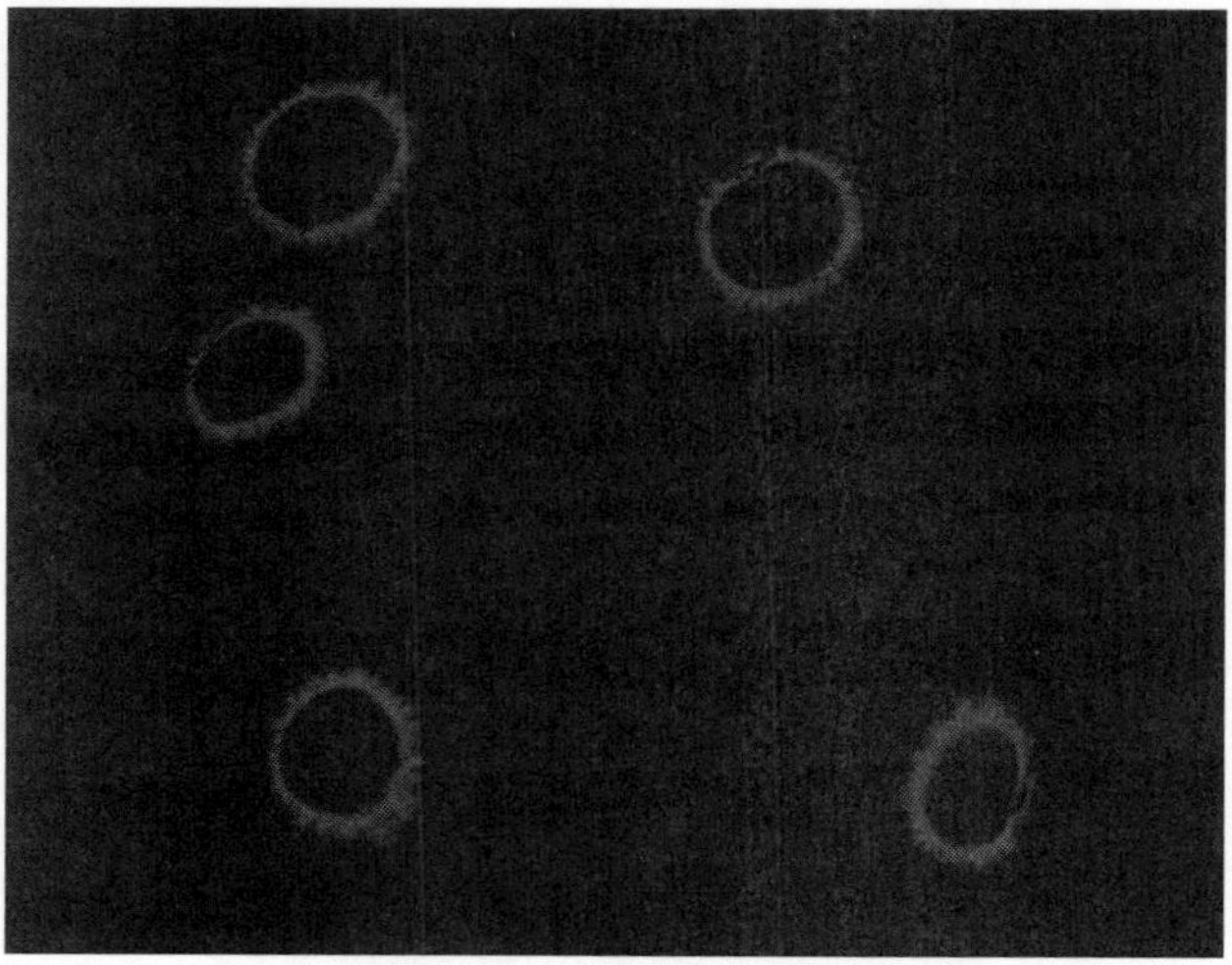

一般的に生命エネルギーが低下しているときは、手指の周りに写る光の輪は縮小して、細く貧弱なものになります。また、きれいな輪郭を描かず、欠損なども見られることがあります。これは、身体的に体不調がみられるときで、その場合、欠損部分から病気の部位を類推することができます。

鍼灸の経絡との関連もあるようです。

発熱や痛みがある場合も明確な欠損が見られ、何らかの障害と関連するとの報告もあります。

この他、「バイタルサイン」の放電写真によって、どのような情報を調べることが可能なのか、以下列挙してみましょう。

体不調の予知情報が得られる

「バイタルサイン」によって得られた手指の放電写真によって、体不調の予見ができるということが報告されています。いわゆる未病という、本人が自覚しておらず、症状として現われていない、不調を察知することができるということです。写像の放電の形状や、幅の欠損している部位を読み取ることによって、体不調の個所が判断されるのです。

食品の生体に対する有効性がわかる

健康食品などが体に合っているかどうかを判断するのは、通常は一定期間（およそ一～三ヵ月）摂取してみて、体の状態がどのように変化していくかをみて判断します。ところが、「バイタルサイン」を使うことによって、ほんのわずかな時間でその食品と生体との相性を判断することができます。

以下のような方法で、その判断が可能です。

まず、食品を摂る前に「バイタルサイン」で手指の放電写真を撮っておきます。次に、食品を摂ってから一時間以内に、二十分おきに三枚の放電写真を撮ります。この三枚の写真と摂取前に撮った写真の放電の形状を、細かく比較して判断します。

摂取後に撮った写真の放電の形状が拡大していれば体に有効です。その反対に縮小していれば体に無効、または良くないと判断されます。

ヒーリング効果の判定ができる

各種のヒーリングなどの効果の判定に「バイタルサイン」は有効です。

ヒーリングを受ける前に放電写真を撮っておきます。ヒーリング後、一定時間をおいて数回、放電写真を撮って比較して判断します。たとえば、ヒーリングが終わって十分後、二十分後に撮影します。

また、他のヒーリングを併用している場合の効果の判定にも、十分参考になります。

健康チェック、体不調の予防に利用できる

毎日の健康状態のチェックが手軽にできます。

毎日、朝起きたときに放電写真を撮り、比較してみます。放電の形状が、前日より縮小していたり光度がダウンしている時は、要注意の信号です。前日の食事内容や睡眠状態、活動内容などを検討して、気になる点は改善するように心がけます。それによって、未病状態が発病以前に回避することができます。

農作物・植物の生命力の判定ができる

「バイタルサイン」を使って、農作物や植物の一部の放電写真を定期的に撮り、育成状態を判断することができます。

また、種子や動植物や人体から検体を取り出して、放電写真を撮ることによって、その生命力を測定することも可能です。

残留毒素の作用・影響の判断ができる

食品などに残留している農薬や添加物などの毒素の程度を判断することができます。
また、生体に残留している薬などの影響も判断することができます。

この他、今後の研究によって「バイタルサイン」の応用範囲はさらに拡大していくと思われます。

ここで、特筆しておきたいのは、この「バイタルサイン」は「バイタルウェーブ」を始めとして、オルゴンエネルギー製品の効果を判定することができるということです。波動に敏感な方は、手をかざすだけでエネルギーの強度や質を判定することができますが、これは誰でもできるわけではありません。ところが、「バイタルサイン」を利用することによって、誰でもオルゴンエネルギーを受けたときの生体の変化を、客観的に知ることができるのです。

オルゴンエネルギーを受ける前と受けた後では、放電写真に顕著な変化が見られます。

※ペースメーカーなどの植込式医用電子機器をつけられている方は、原則としてバイタルサインのご使用はできません。

第九章 進化し続ける、新しいオルゴンエネルギー製品

生活活性研究所の新しいエネルギー製品のご案内と、体験談のご紹介です。

オルゴンスリーパー

「オルゴンスリーパー」は、N式オルゴンボックス構造理論が応用されたヒーリングベッドです。生命細胞を揺らし、きれいに整えてくれます。

さらに、気の波動エネルギー発生器「バイタルウェーブ」と接続することによって、

オルゴンスリーパー

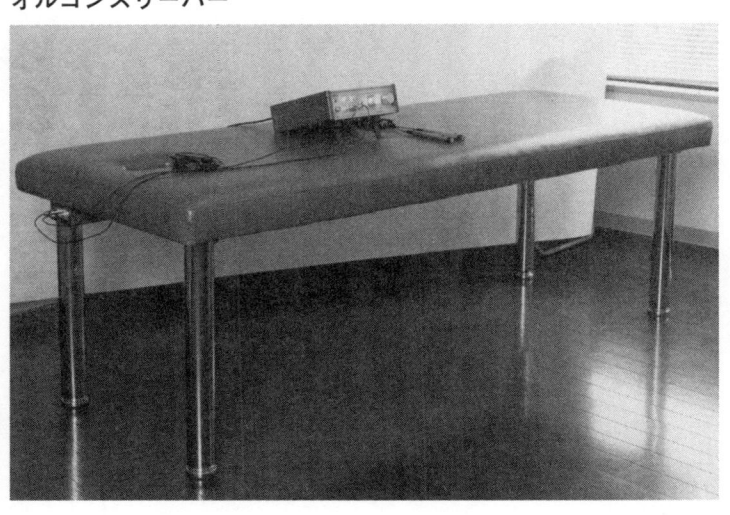

その効果を増大してくれます。

●体験談

ベッドに寝るだけで痛みが軽減！

——四十六歳　施術院

この度、長年の夢だった施術院をオープンすることになりました。オープンに関して西海先生に相談致しましたところ、施術院のオーナーのみのセミナーを福岡で行うとのことで参加致しました。

新開発の気波動療術ベッド「オルゴンスリーパー」の説明と、

実体験のコーナーがありました。私の順番が来て、ベッドに寝て四、五分もすると、温熱器でもないのに体が温かくなり、マッサージ器でもないのに体内がもみほぐされているような感覚を受けました。それは、あたかも傷ついた細胞が癒されて、整えられていくという体感でした。不思議なことに、一週間前からの背中の痛みと、手首の痛みが消えていました。

温熱療法のボーテクリニックにぜひ取り入れたいと思い、早々に発注した次第です。

感性技術の極み、ベッドは進化する！

――五十二歳　施術院

整骨院を開業して二十五年、色々なベッドを見てきました。その中には、ドイツ製で八百万円、アメリカ製で一千万円という物までありました。それぞれに近代技術を駆使したもので、なるほどとうなずけるベッドでした。

この度、西海先生が開発された気波動療術ベッド「オルゴンスリーパー」は、

「超絶のパワー療術ベッド！」といっても過言ではないでしょう。

大きな特徴として、今までに類のない〝波動ベッド〟と言われるのは、院内に置くだけで、その場の空気を変えてしまうという点ではないかと思います。療術院という場所は、どうしても〝マイナスの気〟が溜まるところです。西海先生は「療術院はもっと磁場を上げるべきだ！」というのが口ぐせで、それがこのベッドで実現されたのです。

西海先生が感性で作り上げたと言われている、あのN式オルゴンボックスの理論が生かされた「オルゴンスリーパー」は代替医療ベッドの改革となるでしょう。

未来型ヒーリングベッド誕生！

――四十八歳　自営業

西海先生から「波動ベッドの開発が完成した」との電話をいただきました。

早々に駆けつけ、先ず目にしたのは、一見、何の変哲もない施術用ベッドでした。しかし、近寄って見ると、ベッド全体から、あふれるようなすばらしい〝気〟が漂ってきました。

ベッドに横になってみました。すぐにぬくもりを感じ始め、それから一つ一つの細胞がマッサージされ、そして合体し、うねるような動きを感じました。

さらに十分後、十年前に柔道で痛めてとれなかった腰部の痛みが、より激痛になって現われたのには驚きました。しかし、二十分程でベッドを降りると、あの激痛が嘘のように消え、体全体が若返ったような感じでした。いや若返ったのでしょう。本当に十年来の腰部の痛みが消えていたのです。

二百万円のベッドが安く感じました。

——四十八歳　施術院

三種の神器でボーテクリニックをオープン！

ボーテクリニックを開業することになり、西海先生へ広告の件で電話を入れました。すると、広告の内容で「待った」がかかりました。

西海先生が「オープンを二週間ずらしてくれないか。世界初の温熱療法に、あと二つ世界初を加えたいから」と言われました。というのも、N式オルゴンボックス理論を応用した画期的なベッドを開発したからとのことでした。よく解らないまま福岡の総本部を訪ねました。

ベッドの製品名は「オルゴンスリーパー」。それにはバイタルウェーブが接続でき、体不調者の相談内容によって波形、周波数を設定できるとのことでした。ベッドの体験をすることになりました。丈夫な身体だけが私の取り柄と思っていたのですが、オープンの緊張や睡眠不足でかなり疲労気味でした。その旨を伝えると、私の体不調に合わせて、波形は正弦波（ノーマル）、周波数を六・九ヘルツに設定されたとのことでした。

十分も経っていないのに、不思議と身体がほぐれていくようでした。「波形を三角波にして、波動を強くします」という西海先生の声が遠くから聞こえ、強い睡魔におそわれてしまいました。どの位経ったのでしょうか、西海先生に起こされたときには「熟睡したなぁ」というのが実感でした。実験前は、体不調に近い状態でしたが、実験後はいつもより身体が若返ったような感じでした。

世界初の「バイタルウェーブ」「オルゴンスリーパー」「温熱療法」の三種の神器で、

オルゴンフィールド

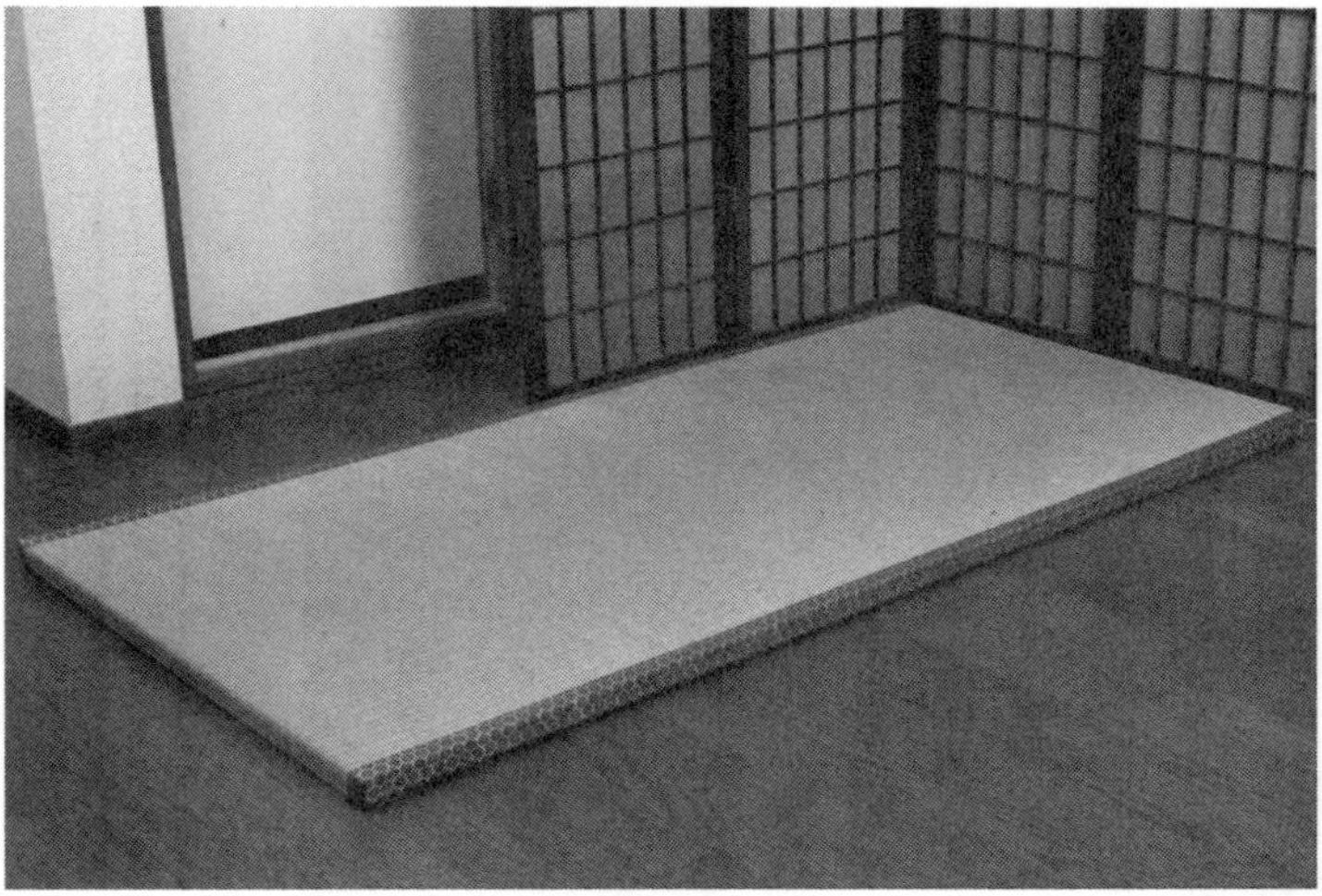

自信を持ってボーテクリニックをオープンすることができます。

オルゴンフィールド

「オルゴンフィールド」は、N式オルゴンボックス構造理論から生まれたもので、畳の中に、オルゴンパワーシステムが組み込まれています。押入れやクローゼットに「オルゴンフィールド」を敷くだけで、内部がオルゴンエネルギー化され、布団や衣類などにオルゴンエネルギーが充填できます。さらに、風水の観点から見て、家のなかの気が低くなりやすい、押入れやクローゼットなどの気をあげることも目的としております。

●体験談

「オルゴンフィールド」で布団と衣類に気を充填！

――四十八歳　主婦

主人は昔から寝具にこだわる人です。西海先生に相談すると、最近開発された「オルゴンフィールド」のことをお話になりました。押入れやクローゼットに敷くと、その中の布団や衣類などに、オルゴンエネルギーが充填できるとのことでした。

マイナスの〝気〟が溜まる押入れやクローゼットをプラスの〝気〟に変え、さらに部屋全体も浄化されるとのことで、一も二もなく購入しました。

エネルギー化した布団を使用して二週間程たった頃、驚いたことに家族、とくに祖父母の体不調が改善されてきたようです。連休に泊まりにきた親戚から、「さわやかな風がふいてるみたい。なぜこんなに居心地が良くなったの？」と聞かれ、波動や風水にあまり詳しくない主人が一生懸命説明していました。

「オルゴンフィールド」で部屋が浄化された！

――五十二歳　自営業

我が家は五人家族です。夫婦で西海先生のセミナーに参加した時、先生は風水についてお話をされました。家の中で陰の〝気〟が溜まる場所をパワーアップすると、その家全体の浄化につながるということでした。波動にあまり興味のなかった主人も、先生のお話が面白いのか、一生懸命聞き入っていました。

今度、発表された「オルゴンフィールド」には、物品に〝気〟を充填し、場を浄化させる働きがあるということでした。早速、私たちは押入れ用を、娘たちはクローゼット用を買いました。

二、三日たった頃、家の〝気〟が上がってきたのを肌で感じました。娘たちは、クローゼットの中の衣類を着けると、心地がよく一日中疲れがないということでした。私たちは「オルゴンフィールド」を押入れの上段に敷いていますが、驚いたことに下段に置いている衣類にも、〝気〟のエネルギーが充填されているようです。今までにない体の爽快感を感じています。

追伸：この春、結婚に縁のなかった一番上の娘の結婚が決まりました。

「オルゴンフィールド」は布団を進化させた！

——三十八歳　施術院

私どもは医療施術院を営んでおります。以前、生活活性研究所から気波動療術ベッド「オルゴンスリーパー」の広告が送られてきて、施術用に一台購入致しました。主人は寝室にも置きたいらしいのですが、何せ高額なのでとても二台は無理です。

それに、西海先生にベットのことを質問すると、寝具にするにはパワーが強すぎるので、長時間寝るのは禁止だと言われました。そして、その替りに、「オルゴンフィールド」で寝具をエネルギー化することを勧められました。

使用効果を聞くと願ってもない製品だったので、すぐに購入致しました。入退院を繰り返していた母も、オルゴン化した布団に寝るようになって体調が良くなり、私たち夫婦も熟睡できるようになりました。部屋の中までもパワーアップしてきたようで、とても明るく感じます。

主人は「風水の進化だね」と言うし、母は「布団の進化だね」と言っていました。私は「健康は開運につながる」と思いました。

——四十五歳　主婦

家族内が風水で穏やかに！

「波動通信」でバイタルウェーブのことを知り、カタログをとりよせました。

最近子供たちの気持ちがイライラして反抗しがちだったり、嫌な事が続いたりと、家庭内が荒れがちでした。

バイタルウェーブのことで、西海先生とお話した際、「オルゴンフィールド」のことをお聞きしました。風水はあまりわからないのですが、押入れがN式オルゴンボックス化されるのはすごいと思い、「バイタルウェーブ」と「オルゴンフィールド」を購入することにしました。

「バイタルウェーブ（波形を三角波）」に接続した、「オルゴンフィールド」を押入れに敷き、家族全員の布団を入れました。西海先生から、家族間の円滑化をイメージしてくださいとも言われていました。

使い出してから一週間たった頃でしょうか。押入れの湿気がなくなり、今まで重苦しい雰囲気だった部屋そのものも空気が変わったような気がします。

さらに一カ月程たつと、笑顔のなかった子供たちに穏やかさが戻り、寝つきが悪かった次女は熟睡できると嬉しそうです。それぞれに、極端ではありませんが今までとは違う明るさが出てきたようなのです。

家族が円滑になれたことに本当に感謝しています。風水が何千年も続いてきたのは、やはりそれだけの訳があるのだと夫婦で話しています。

——七十一歳　会社役員

「オルゴンフィールド」で若返った！

先般、四月に西海先生の所を訪問しました。用件は、納戸をN式オルゴンボックス化したいという相談でした。

お聞きすると、納戸全体だと産業用N式オルゴンボックスくらいの高額になってしまうとのことでした。とても無理だと思っていると、西海先生から「今のご相談を聞いて不思議だと思っていたところです。もうすでに、押入れやクローゼット用の波動風水マットが開発されたんですよ」と言われ、見せていただきました。

「オルゴンフィールド」という製品でした。N式オルゴンボックス理論を応用した製品で、押入れやクローゼットに敷いて置くだけで、その中をN式オルゴンボックス化するということでした。価格も従来のN式オルゴンボックスに比べると安価なので、すぐに大を二枚注文致しました。また、バイタルウェーブが接続できるとのことでしたので、波動調整とパワーアップのために、追加でバイタルウェーブも購入致しました。

納戸に「オルゴンフィールド」二枚を敷き、バイタルウェーブ（波形＝正弦波・周波数＝六・九ヘルツに設定）を接続しました。

一週間程たったでしょうか。湿気がきれいにとれ、薄暗かった納戸のイメージがなくなりました。今では、我が家のヘルスルームになっています。周りから、「なんだか若返ったね」とか「肌がツヤツヤしているね」と、よく言われるようになりました。肌だけでなく、精神的にもハリが出てきたようです。

エコライトチップ

「エコライトチップ」は、希元素鉱物が混合されたものです。「エコライトチップ」から放射される電子や遠赤外線は、細胞を活性化させたり、人体に有害な物質を分解する働きがあります。

●家の中や家具には、文字を表にして貼ります（両面テープ使用）。
●電気機器（テレビ等）や携帯電話には文字を内側にして貼ります（両面テープ使用）。
●体には文字を内側にして貼ります（医療用テープ使用）。

●体験談

携帯電話の電池が長持ち！

――三十七歳　営業

セミナーで、『エコライトチップ』を使うと携帯電話の電池が長持ちすると聞き「本当かな？」と信じられませんでした。しかし、他にも用途がたくさんあるので購入しました。

そして、試してみようと携帯電話の電池部分に貼ってみました。すると、私は携帯電話の使用が非常に多く、一日に一回は充電していたのですが、三日以上充電しなくてもよくなりました。すごいパワーを感じました。他にも色々利用しています。

エコライトチップ

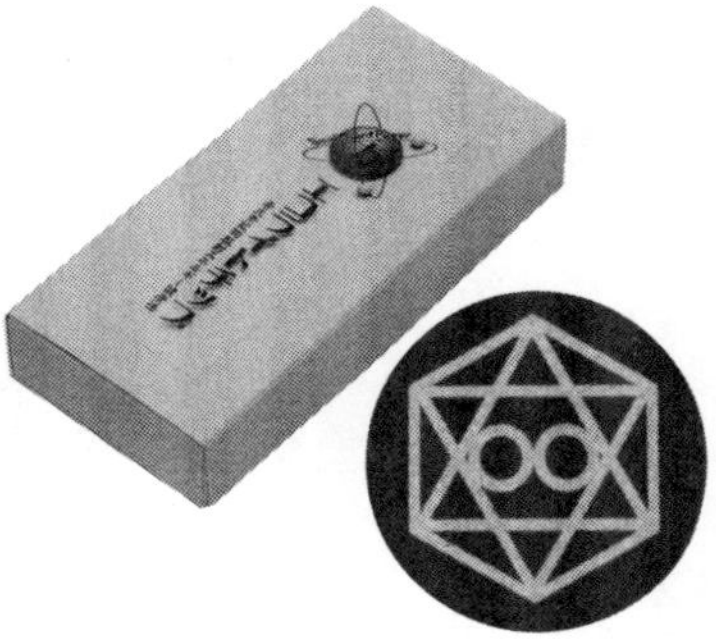

私にもできる波動美肌水！

――四十五歳　主婦

「エコライトチップ」を購入したときに、サービス品としてエコボールが二十個付いていました。使用方法を生活活性研究所さんに尋ねると、「自宅の浄水器の水を使って、美肌水ができる」と聞き、作ってみました。五十ミリリットルのスプレーに十個ほど入れ、浄水器の水を入れたところ、二十分くらいで、すばらしい波動美肌水ができあがりました。主人から「肌や髪が最近きれいになったね」と言われるようになりました。

アトピーの子供に、お風呂上りや痒《かゆ》い時にスプレーしてあげると、痒みが軽減されるようです。

電磁波を緩和！

――四十二歳　主婦

最近、携帯電話の電磁波が、脳障害を引き起こすと言われ始めています。主人と娘が良く携帯電話を使うので、二人の携帯電話に「エコライトチップ」を貼りました。すると、その頃から娘の頭痛や肩こりがなくなり、主人は、携帯電話での商談がスムーズにいくようになって来ました。電磁波の緩和だけでなく、運もアップしたようです。「エコライトチップ」のパワーが影響しているのでしょうか。

――四十五歳　自営業

部屋が変わった！

主人から、「『エコライトチップ』を携帯電話に貼ると電池が長持ちする」という話を聞き、びっくりしました。そこで試しに、テレビに四枚貼り、リビングにも八枚貼ってみました。一番先に長女が「部屋の空気が変わったね」と気づき、お客様からも居心地の良い部屋ですね、と言われるようになりました。

うつ状態が解消！

――五十歳　主婦

私は、更年期障害のためか、うつ状態が続いていました。西海先生に相談したところ、面白い方法を教えていただきました。それは、おへそに「エコライトチップ」を模様を内側にして貼るということです。

なんと、すぐに効果が表れ、気持ちが明るくなり、うきうきとした爽快感さえ感じました。二、三日すると、非常に体調も良くなってきました。

精神的に悩んでいる友達にも勧めたところ、非常に喜ばれました。また、便秘で悩んでいた別の友人は、「すっかり便秘が解消した！」と言っていました。

もう手放せなくなりました。ありがとうございました。

ＤＮＡエコライト

「ＤＮＡエコライト」は、高級波動クリスタルDNAとエコライトチップを合体させたものです。二つの製品の威力をさらにパワーアップしたもので、その相乗効果により、非常に強力な波動水をつくることができます。

DNAエコライト

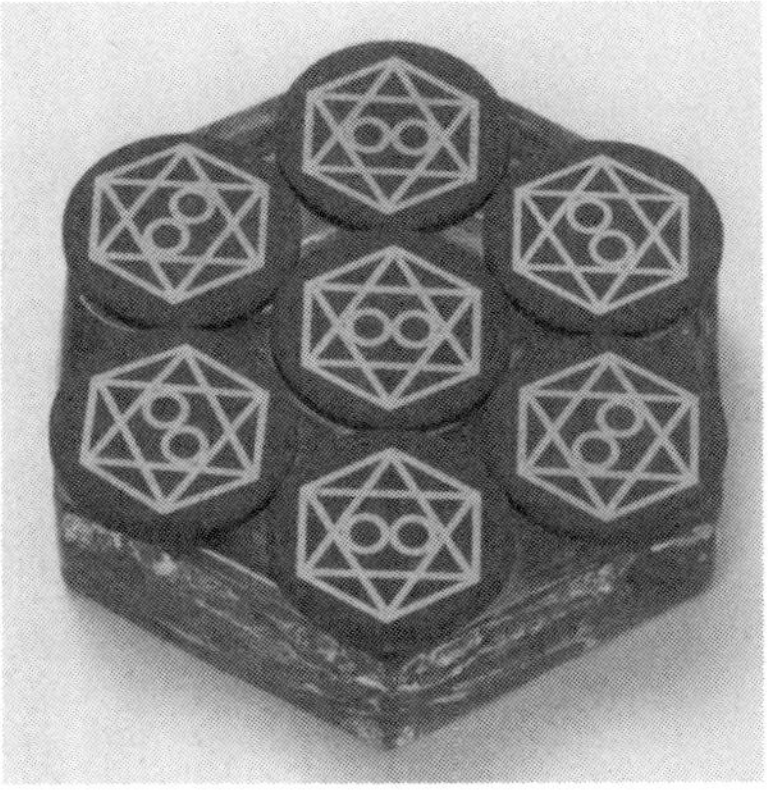

●体験談

「ＤＮＡエコライト」で生活活性！

――五十歳　主婦

セミナーで「ＤＮＡエコライト」のことを知り、早速取り寄せて使用致しました。わずか一時間ですばらしい波動水ができあがり、家族全員で使っています。

私の体験をご紹介致します。

主人の体不調が改善されはじめました。

枯れそうになっていた植木に水をあげると、元気になりました。

洗濯する時に波動水を利用すると、洗剤や柔軟剤の量が半分できれいに仕上がります。波動水で洗濯すると、健康下着ができあがりました。

ご飯を炊く時に、おちょこ二杯（波動水）を入れると、ごはんが美味しくて、おかずがいらないほどです。

パンを作る時に波動水を使ったら、いつもより美味しくでき、近所で評判です。

我が家のお風呂が温泉風呂に変わった！

——六十歳　自営業

私の妻は、毎年冬は乾燥からくる皮膚病や冷え性に悩まされ、温泉旅行が欠かせませんでした。「ＤＮＡエコライト」をお風呂に使うようになってからは、「家に温泉があるみたい」と言っています。

冷え性、皮膚炎の軽減がありました。

体の芯まで暖かくなり、湯冷めをしなくなりました。サウナから出た時のような爽快感もあります。

アトピーの孫が、お風呂上りや夜間にあまり痒いと言わなくなりました。

DNAエコライトを入れて作った残り湯を、洗濯機に引いて使うと、汚れ落ちがいいようです。

庭の植木に毎日波動水をあげると、木の緑があざやかになりました。

浴槽の周囲に汚れがつきにくく、浴槽掃除にほとんど洗剤がいりません。

ボーテMNプラーナクリーム

「ボーテMNプラーナクリーム」は、天然の植物のエキスと、宝石トルマリンの持つ電子作用をブレンドした、類まれな化粧品です。さらに、N式オルゴンボックス内で波動転写されることで、有効成分が最大限に引き出され、お肌や体の細胞に生きたエネルギーを与えてくれます。肌を美しくし、体のコリや痛みを速やかに取ってくれる万能クリームです。

●体験報告

シミ、黒ずみが薄くなり、美白効果がありました。

(三十五歳　主婦)


シワが浅くなり、タルミが目立たなくなりました。

(五十二歳　主婦)


皮膚が柔らかくなり、毛穴が目立たなくなりました。

(二十九歳　OL)


他の方法を試してもそれ程効果を感じませんでしたが、このクリームで血行が良くなり、顔色が良いと言われるようになりました。

(三十歳　教師)


週に一回エステに通っていましたが、この化粧品を使うようになって、リフトアップ効果や美肌効果があり、エステに行くのをやめました。

(四十九歳　サービス業)


今までの化粧品では得られない、美肌効果を感じました。

(四十二歳　主婦)


市販の湿布で治らなかった腰痛が、このクリームで二、三日マッサージすると、かなり軽減しました。

(四十二歳　主婦)

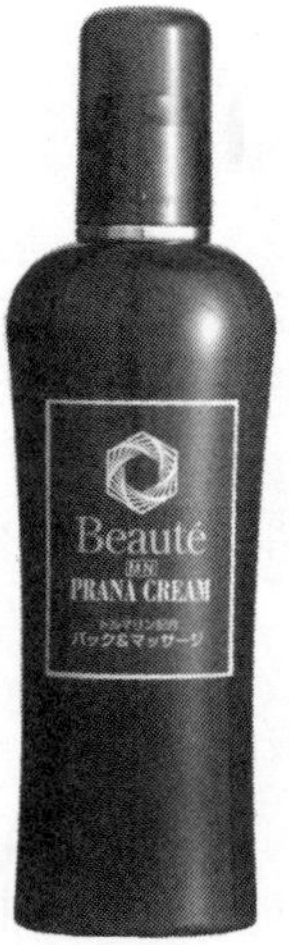

ボーテMN
プラーナクリーム

お風呂上りにこのクリームでウエストをマッサージすると、ウエストが細くなりました。　（三十三歳　主婦）

お風呂上りに、足首からひざにかけてマッサージすると、むくみがとれ下半身が軽くなりました。　（五十六歳　会社員）

お風呂上りに首筋、肩にすりこんでおくと、翌朝気持ちよく目覚め、体がスッキリしました。　（六十歳　会社員）

スポーツ後の打撲、捻挫、筋肉痛が、このクリームを塗りマッサージする事で軽減しました。　（二十一歳　会社員）

指先や踵の角質が取れ、すべすべになった。　（六十五歳　主婦）

※ボーテクリニックで行っているボーテパックとは、ボーテMNプラーナクリームを使用したパックのことです。詳しくは87ページをご参照ください。

バンブーMNプラーナローション

「バンブーMNプラーナローション」は、ミネラルを非常に多く含む、竹酢液《ちくさくえき》が主成分の化粧品です。竹酢液は竹灰を作る時に得られるもので、蒸留、精製を繰り返し不純物を取り除いたものです。この「バンブーMNプラーナローション」は、純粋な竹酢液から作られています。約三百もの有効成分が含まれ、N式オルゴンボックス内で波動転写され、その効果が最大限に引き出されています。

●体験報告

シミ、黒ずみが薄くなり、美白効果がありました。

（三十二歳　OL）

とれにくかった角質やカサカサがとれ、シワが目立たなくなりました。

（四十五歳　主婦）

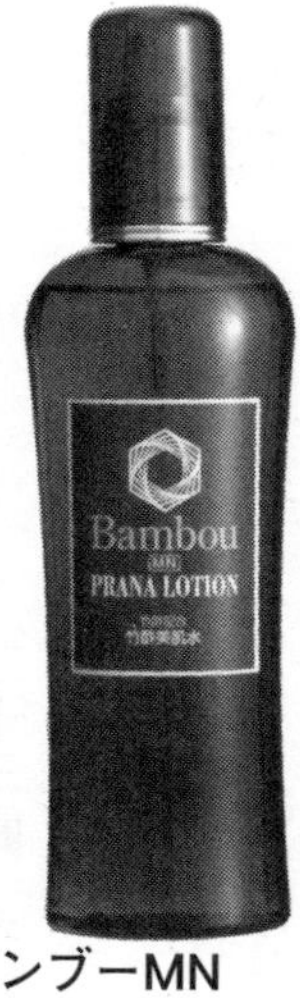

バンブーMN
プラーナローション

皮膚が柔らかくなり、赤ちゃんの肌みたいになりました。（二十八歳　ＯＬ）

肌が整い、化粧のりが良くなりました。（三十八歳　主婦）

他の化粧品で悪化していたニキビが、このローションで驚くほど改善しました。（二十歳　学生）

このローションで毛穴が目立たなくなり、肌がなめらかになりました。今までの化粧水では得られなかった効果を感じました。（二十九歳　イベント業）

育毛効果がありました。（五十六歳　会社員）

指先や踵の角質が取れました。（五十二歳　飲食業）

お風呂上りに、数回、ローションをたっぷりと患部に吹き付ける事で、アトピーが改善されました。（二十五歳　会社員）

かみそり負け、切り傷の回復が早くなりました。（三十八歳　会社員）

あとがき

小学一年生になった息子の勇志が、テレビのアニメで聞いたらしく「パパ、明日はもっと楽しくなるよ！」という言葉を、毎晩お休み代わりに言っています。

寝る前にかける暗示は効果があると言います。

確かに、その前向きな暗示らしき言葉を聞くと、疲れた一日も気持ちよく眠れ、不思議と何かしら良いことがおこる気がします。

しかし、一時期、私はマンネリ化におちいり、辞めてしまおうかと思ったことがありました。

悩んだ私は、我が国における右脳教育の第一人者である七田眞先生を訪ねて行ったのです。

そして、仕事のことや、その他諸々のことをご相談致しました。

実は、「バイタルウェーブ」はスムーズに製品化された訳ではなく、その構想はかなり以前からあり、納得がいくまで改良に改良を重ね、それでも時期尚早の感にとらわれていたのです。

七田眞先生がその時おっしゃった言葉の中に「西海さん、これからのカラーの時代に備えなさい」という一言がありました。

その言葉を聞いたとき、私の魂が揺さぶられたのでしょうか。心の中のもやがすっと取れ、帰路の飛行機の中で「バイタルウェーブ」の製品化を決心し、新たな事業の展開を予感したのでした。

七田眞先生の存在や、言葉から受けた大きな波にのり、私の事業は新たに船出したのです。

そして、確信したのは、〝存在すべき物は、時期が来れば必ず存在するようになる〟ということでした。

「バイタルウェーブ」は本格的な発表を待たずに、すでに医療業界を始めとして、引き合いが多く、改めて七田先生の洞察力に感服いたしました。

もしもあの一言がなかったら、「バイタルウェーブ」も未だ日の目を見ず、この本の存在もありませんでした。

七田眞先生には深く感謝致しております。

また、この本の作成にあたってご協力いただいた、現在ワイズ・オフィスの代表で、当社の顧問をしていただいている細畠保彦氏（元たま出版社長）、株式会社オムニ・ジャパンの高久信一社長、薬院情報出版社の森田るりこ氏、ボーテクリニック九州本部長の松崎元威先生にお礼を申し上げます。

そして、生活活性研究所の精鋭スタッフによる協力がなければ、今日の自分はなかったと思います。

著者記す

平成十四年七月吉日

無限進化∞究極の波動器

発行日
2002年7月25日初版

著　者
西海　惇

発行者
高橋　守

発行元
株式会社　コスモ・テン
〒105-0011
東京都港区芝公園 2-11-17
☎ 03（5425）6300
FAX 03（5425）6303
http://homepage2.nifty.com/cosmo-ten/
E-mail:cosmo-ten@nifty.com

発売元
太陽出版
〒113-0033
東京都文京区本郷 4-1-14
☎ 03（3814）0471
FAX 03（3814）2366

印刷・製本
中央精版印刷株式会社

ISBN4-87666-083-2

コスモ・テンはこんな会社です

精神世界系の出版物を刊行し続けて15年。

台東区東上野の仮事務所からスタート。

品川区五反田戸越、大田区雪ヶ谷大塚、山王、渋谷区代々木、港区芝公園と、まるで銀河の流れに乗ったように、様々な光を放ちながら宇宙を旅しています。

コスモ・ず・ハウス

読者の皆様の憩いの「やかた」。敷地300坪、建物100坪、宿泊室3、大ホールを備えています。不定期オープンですが、10名までの宿泊が可能です。精神世界関連の本を集めた"銀河の森図書館"には、約1万冊の蔵書があります。夜ともなれば庭でガーデンパーティー。たき火を囲んで、満天の星空のもとでワインはいかが。

コスモ・テンの高橋社長を囲んでのお話し会など、イベントも時々やっています。

素敵な山小屋でのひとときを、ゆったりとお過ごし下さい。

電話　03(5733)4733　　　0265(98)1040
新宿から直行バスがあります。終点、伊那里駅下車徒歩約2分。乗車券はJRみどりの窓口プラザ、セブン-イレブンでも購入できます。南アルプスの山々に囲まれて標高900m。アルファ波漂う高く青い空、白い雲。なんにもしなくても安らぐ不思議な空間です。

気の里、長谷村

世界でも有数の気が吹き出る所「分杭峠」には毎日多数の人々が訪れています。その方々がセミナーやワークショップ、また、個人での旅行を心身共に快適に過ごせる施設が、生涯学習センターです。長谷村は村全体がパワースポット。生涯学習センターを宿泊利用される方々から、数々の素晴らしい証言が寄せられています。私たちは生涯学習センターの設計構想から参加し、数々の工夫やアイデアを提供して、広告宣伝を担当してきました。現在、その宿泊申し込みを受け付けています。

南アルプス生涯学習センター東京連絡所　電話　03(5425)6319

銀河の森・HASE

コスモ・ず・ハウスを中心に無農薬農業に挑戦しようとしています。近い将来、読者の皆様の食卓を美味しい野菜たちが飾るかも知れませんね。

理想の村づくりをご一緒にいかがですか。参加していただける方は今からご登録ください!!